韩丽华　主审

吴　鸿　主编

经方

临床实战录

第2辑

河南科学技术出版社

·郑州·

图书在版编目（CIP）数据

经方临床实战录 . 第 2 辑 / 吴鸿主编 . —— 郑州 : 河南科学技术出版社，
2024. 7. —— ISBN 978-7-5725-1535-4

Ⅰ. R289

中国国家版本馆 CIP 数据核字第 2024PT3406 号

出版发行：河南科学技术出版社

　　　　　地址：郑州市郑东新区祥盛街 27 号　　邮编：450016

　　　　　电话：（0371）65788613　　65788628

　　　　　网址：www.hnstp.cn

责任编辑：王婷婷

责任校对：董静云

封面设计：李小健

责任印制：徐海东

印　　刷：郑州市毛庄印刷有限公司

经　　销：全国新华书店

开　　本：720 mm×1 020 mm　1/16　印张：15　字数：230 千字

版　　次：2024 年 7 月第 1 版　2024 年 7 月第 1 次印刷

定　　价：58.00 元

编委会

用好经方治病，绝非一件很容易的事情，作者结合实际，提出很多新见解，这是难能可贵的。诚希沿着这条道路永远前进、前进……最后赋俚诗一首，再次表示祝贺：

用好经方非易事，首先熟读会于心；
欲知果品啥滋味，亲口尝尝自得真。

公元二千零二十四年夏月时年九十五周岁张磊敬书

张序

众所周知，自"医圣"张仲景于东汉时期撰写《伤寒杂病论》，创立中医临床辨证论治法式、六经辨证理论，厘定方剂君、臣、佐、使配伍圭臬，迄今1 800余年以来，由其开宗立派的经方，以精练的组方、显著的疗效，成为中医临床实践之根本。尤其是经北宋医家林亿等端本寻支，溯流清源，将"医圣"著作整理为《伤寒论》和《金匮要略》之后，经方更是作为方剂学的源头、中医诊疗的准绳，经千年而弥久日新，为广大患者疗病祛疾做出了突出贡献。

但是，由于《伤寒论》《金匮要略》文简意博、理奥趣深，临床诊病倘若抓不住主证，辨证不准确，运用经方不仅达不到预期疗效，反而还会贻误病情，给患者生命健康带来威胁，这也就导致了经方曲高和寡，常被医者束之高阁的情况。不过在中医基础理论扎实、熟稔经方应用之道、临床实践丰富的医家眼中，经方向来是临证治病的利器。此类医家，举不胜举。单就清代而言，如著名医家喻嘉言，其擅长应用经方，常以理中汤治愈疟疾、痢疾、痞块、溺水，以桃核承气汤加附子、肉桂治愈伤寒坏病两腿偻废等，这些验案都被他记录在传世经典著作《寓意草》中，而他创制的著名验方清燥救肺汤，脱胎于经方竹叶石膏汤。著名医家徐大椿将《伤寒论》方剂按方名归类、编次，先列方药组成及服用方法，后论主治，再间附按语，取名《伤寒论类方》，是一部不可多得的经方学经典著作。而近代著名经方大家曹颖甫，更是在由其门人姜佐景整理的名著《经方实验录》中，记载了100个经方验案，是书推崇经方，阐发经旨，重视辨证，衷中参西，极具学术价值和临床价值。

河南作为"医圣"张仲景的故乡，始终是经方医学研究和发展的重要阵地。如宋代医家孙用和、郭雍；金代医家宋云公、张从正；清代医家杨璇、吕田；近代医家郑颉云、李雅言、袁子震、石稚梅、梁琴生、周连三、张文甫；全国老中医药专家学术经验继承工作指导老师冯化驯、乔保钧、李鸣皋、娄多峰、赵清理等，国医大师李振华、唐祖宣、张磊、丁樱无不熟谙经方，在中医内、外、妇、儿等多学科疾病诊治方面疗效非凡。河南省中医院（河南中医药大学第二附属医院）医学博士、教授、博士研究生导师吴鸿先生，作为河南中医新秀，其早年在国内接受中医本科和硕士研究生专业教育后，东渡日本专注基础医学研究，中西合参，如期获得博士学位，在运用经方诊治疾病的学思践悟中，取得了可喜成绩，积累了丰富经验，可谓是名副其实的经方医学杰出的传承人、实践者和弘扬者。

2023 年 7 月，吴鸿先生所著《经方临床实战录》正式出版后，其书因内容新颖，经验独到，一时洛阳纸贵。今年初，新著《经方临床实战录（第 2 辑）》完稿后，有幸先睹为快。此书延续《经方临床实战录》撰写风格，注重经方知识的传播和经方感悟的分享，把经方故事和医案融为一体，能够更好地帮助读者学习与理解中医经典，体味经方之奥妙。如"经方医话"侧重于传递应用规律、解开运用误区、分享治病妙招；"经方故事"形象地还原就诊环境，生动地描述望、闻、问、切的具体过程，使枯燥的医案变得鲜活易懂；"经方医案"处方用药十分精当，辨证论治契合贴切，既有经方新用，又有自拟验方；"跟诊心得（弟子篇）"通过学生的经典所学和临证所获，记录跟诊顿悟，从学生视角体会经方初学者的心路历程，可谓师徒精诚合力之佳作。

正如吴鸿先生所言：传承经方要转变思维模式，用心发掘经方魅力。这无疑是其精研中医、体悟经方、注重实践、弘扬经方的座右铭，也是其在繁忙工作之余，如实记录经方验案，总结经方应用规律，以孜孜以求之心攀登医学高峰志向的真实写照，更是其传承中医精神、一心为患、仁心济世的具体体现。撰写至此，漫卷书卷，不由心潮澎湃，故偶成短句，贺其书成，正所谓：纵论汉唐，东渡扶桑。连珠缀玉，成此霞章。

乐为之序。

河南省中医药学会会长

张智民

2024 年 3 月

王序

经方，在中医概念里有两种含义，一是指医家在治疗过程中发现确有疗效的"经验之方"，一是指在张仲景著作《伤寒论》《金匮要略》中使用过的"医经之方"。在明清之前，"经方"一词主要是指"经验之方"，在汉朝时曾经存在的经方派，所指的也是前者。在清朝初叶，出现另一支——尊古的经方派，他们称张仲景著作使用过的方剂为"经方"，而后世医家及温病学派所创的方剂则是"时方"，因为他们的影响，近代中医界所说的经方，其意义则转为后者，即"张仲景医经之方"。

经方是中华民族防病治病的智慧法宝，经方医学是中医之根本。《伤寒杂病论》作为一部经验总结性的临床医学著作，是中医必修的经典著作和中医学习的源泉。然而现行的中医高等教育，缺乏对经典的重视，学生缺少临床实践，导致理论与实践相脱节，这是很可惜的。所幸近年来，在中医界掀起了"读经典，做临床"的热潮，《伤寒论》《金匮要略》展现出了独特的魅力。

吴鸿教授是我的学生，我乐见其在中医方面的成长和进步。其读研究生期间热忱中医，勤于思考，善于总结。近年来致力于经方的研究与应用，求诊者日众。吴鸿教授在繁忙的诊疗之余，白天诊病，晚上记录心得体会，整理治疗经验，笔耕不辍，在出版了《经方临床实战录》后，时隔一年，又率一众弟子写成了《经方临床实战录（第2辑）》，可见其对经方的热爱和执着，余有幸先睹为快，发现了很多新颖之处。如"经方医话"数十篇中，首篇即强调"方证相应"是敲开中医大门的"钥匙"，对前人关于经方的一些说法，如"但见一证便是""柴胡劫肝阴""葛根竭胃汁"等提出了自己的看法，展卷读之，耳目为之一新，这些内容对于中医医生来说具有重要的参考价值，可以帮助他们更好地理解和应用经方，提高临床治疗效果；还可以激发他们对中医经典的热爱和学习热情，推动中医事业的繁荣和发展。

金元时期医家张元素曾提出"古方今病，不相能也"之说，认为由于时代的变化，古方（包括经方）已不适应金元时期的疾病了。而现代社会和金元时期有更大的不同，特别是现代西医学基础研究的发展，出现了很多在古代没有被认识或者现在才出现的疾病。对于这些疾病，《伤寒论》《金匮要略》是不可能论及的，自然也没有对应之方。吴鸿教授本着方证相应的原则，在"经方医案"部分，把经方应用拓展到了很多现代疾病，如苓甘五味姜辛夏杏汤合四逆汤调治新型冠状病毒感染后咳嗽案、柴苓汤调治新型冠状病毒感染后乏力案、柴胡桂枝干姜汤合当归芍药散调治皮疹案、当归芍药散合赤石脂禹余粮丸加味调治眩晕（高血压）案等。通过这些医案，我们可以了解吴鸿教授在临床实践中是如何活用经方的，可以从中学习他的中医诊断思路和治疗方法，为临床医生如何应用经方治疗现代疾病提供参考和借鉴。

最后部分是吴鸿教授弟子写的跟诊心得，展现了吴鸿教授的弟子在跟诊过程中的学习收获和体会，从侧面反映了吴鸿教授在临床中遵循方证相应原则诊治患者的过程，也反映了吴鸿教授育人的过程，体现了教学相长。相信吴鸿教授这些弟子毕业后应该也会成为运用经方治病的行家里手。

总之，本书在继承传统中医的基础上，融入了新的研究和思考，书中许多观点独到新颖，给人以启发。相信此书会给迷雾中探索的中医人以借鉴，使他们在经方世界里找到属于自己的光亮。

第七批全国老中医药专家学术经验继承工作指导老师

河南省名中医

主任医师、教授、博士生导师

王振涛

2024 年 3 月

自序

每读《伤寒》，心潮涌动。医圣为本，胸中有竹。《辅行诀》前，寻古溯源。虚实补泻，顺势而解。大道不孤，众行致远，常留天地间。万千注解，为蛇画足。摈弃学究教育，传承长沙遗风。仲景助人胆识，化解万千急难。病症纷繁杂乱，心境澄澈自在。审慎求真，笃行决断。

初入中医，唯心驰神往，开心浪漫。运用中医，却犹豫不决，束手拘谨。文难懂，意难解，师难寻，为学子成长之困。证难辨，脉难凭，方难选，为医者进取之难。西医实验思维，难解中医奥妙。不谈解剖与模型，远离实验与统计。多言数穷，不如守中。

识岐黄，闻药香，学经典，用经方，全盘皆活，普济惠民。季节饮食，情绪禀赋，全面考量，三因制宜。望闻问切，始得其证。观外知内，体质参辨。一味中药一药证，一首经方一方证。投药施汤，汤证结合。强调结合，实乃践行用方严谨及规范，绝非浅薄复古与守旧。

医者当怀救世之心，秉超悟之哲，究经典之原，研临证之精。吾当博极医源，精勤不倦，求知若渴，谦卑若愚。撷拾闻见，随笔载述，为己拨开迷雾。是书四维，各为其一。誊写经方医话，豁然解意；记录经方故事，品经寻典；立下经方医案，缀以诠解；又感中医道路之深远，当表中医传承之风范，是为跟诊心得（弟子篇）。

"经方医话"，传递经方知识，分享治病妙招，涉猎中医误区。方证之钥匙，恰为中医之门。耳熟能详之柴胡、葛根、甘草、枳实、生姜，倍需关注。专药专效，专证专方，药简效宏。古法煎煮，食味病宜，事半功倍。中医不是慢郎中，年轻中医也有为。标本兼治乃核心，各科疾病可巧为。

"经方故事"，较于第 1 辑大幅增加，生动还原诊室环境，平常医案妙变身，鲜活易懂普适成。繁忙诊室，有情绪多变的年轻女孩，有一身悉肿的青年男性，有焦虑抑郁的中年妇人，有惊恐不休的老人，亦有腹痛挑食的孩童；有的独自前来，有的拖家带口，不一而足。多彩故事，体会神方魅力。

"经方医案"，述先贤之格言，摅平生之心得。经典原方比比皆是，临床经验方亦有体现。方精药简，屡起沉疴。同病异治，经方特质，如柴胡桂枝汤、附子汤、麻黄附子细辛汤、肾气丸治疗胸痹、心悸，亦可治疗新冠后遗症。病无常势，存乎一心。日积月聚，辄能得心应手。

"跟诊心得（弟子篇）"，弟子们初至门下，共性特征无不如是：中医根基不牢，中医思维缺失，中医特色削弱，中医实践漂浮。任重道远，责无旁贷。自我鞭策，旋转不息。其所学所感所悟，乃心路历程共鸣。慕经方之妙，踏取经之路，路漫漫亦是坦途。转换思维，由繁到简。纸上终浅，当要躬行。

莫听穿林打叶声，何妨吟啸且徐行！追经典而遇，沐经方而行。初心如磐，笃行致远。

甲辰年夏月写于中原绿城郑州

目 录

———— 经方故事 ————

———— 经方医案 ————

跟诊心得（弟子篇）

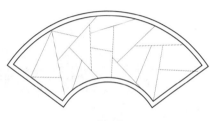

经方医话

方证相应是敲开中医大门的钥匙

临床运用经方讲究方证相应，这一思维方式始于"医圣"张仲景，后经众多医家实践并加以丰富，现已成为中医临床的核心思维方式之一。

方证相应首见于《伤寒论》第317条："病皆与方相应者，乃服之。"《伤寒论》并有"桂枝证""柴胡证"等提法，如第166条"病如桂枝证"，第101条"伤寒中风……若柴胡证不罢者，复与柴胡汤"。唐代孙思邈首次提出了"方证"一词，撰写《千金方》采用"方证同条，比类相附"的编排方法。

方证相应具有鲜明特色，在临床上有较大的实用价值，被后世医家所推崇。清代柯韵伯说："仲景之方，因证而设，非因经而设，见此证便与此方，是仲景活法。"清代徐灵胎云："方之治病有定，而病之变迁无定，知其一定之治，随其病之千变万化，而应用不爽。"这里的"方之治病有定"，便是方证相应。

方证相应强调方与证的对应性，证以方名，方以证立，方随证转。一是方以证立，此"方"不仅是指药物的特定组合，还指有明确应用指征的药物，如独参汤、甘草汤等虽均是单味药物，但也称方，因为独参汤治气促、汗出、心悸、胸闷、脉弱、舌嫩的元气欲脱证；甘草汤治咽痛、咽干，这就是方以证立。二是证以方名，如《伤寒论》中的"桂枝证""柴胡证"的提法。三是方随证转，方证相应的原则要求方药的加减必须随证的变化而变化，以实现方证动态的相应，正如《伤寒论》明言"观其脉证，知犯何逆，随证治之"。

方证有主证、兼证、类证之分。

1. 主证　主证就是反映方证本质的特异性的症状和体征。如桂枝汤以发热、汗出、恶风为主证；小柴胡汤以晨起口苦、喜呕、胸胁苦满为主证；

大承气汤以不大便、腹满疼痛、潮热、谵语为主证；四逆汤以四肢厥冷、下利清谷、脉微细为主证。有相应主证的疾病可以考虑使用相应方子。

2. 兼证　所谓兼证，亦是客证，是在主证的基础上同时兼见的证候。如在桂枝汤主证前提下而出现的"喘"或"项背强几几"等证，麻黄汤证多兼见浮肿、气喘、鼻塞等。主证与兼证的关系是主客的关系，没有主证，兼证就不能成立。如果没有脉弱、自汗的病症，则不能随便使用桂枝汤。

3. 类证　所谓类证，是指临床表现相类似的方证。如柴胡桂枝汤证与柴胡桂枝干姜汤证，柴胡桂枝汤证是"心下支结"，剑突下似有东西顶搁着，如痞满而似有形；柴胡桂枝干姜汤证是"胸胁满微结"，胸闷胁痛，或者在腋下、腹股沟有结块。

也有证相同而程度不同者。如苓桂术甘汤证与真武汤证，两方均能治疗水饮，苓桂术甘汤证是水饮证伴有桂枝证，眩晕、心悸的同时伴有气上冲胸、心下逆满等，发病较急，过则相安无事；真武汤证是水饮证伴有附子证，眩晕、心悸的同时伴有恶寒、精神萎靡、脉沉微弱等，相较于苓桂术甘汤证重。

亦有症状相似而性质相反者。如四逆散证与四逆汤证，两方均可治疗四肢逆冷，四逆汤回阳救逆，治疗因阴寒内盛、阳气衰微引起的四肢逆冷；四逆散透解疏郁，用于阳气被郁，不能达于四末引起的四肢逆冷。在病证属性上，四逆汤证属于虚证，而四逆散证则属于实证。方证识别过程中要抓主证、辨兼证、析类证，以达最佳疗效。

刘渡舟先生说："要想穿入《伤寒论》这堵墙，必须从方证的大门而入。"意欲打开中医的大门，方证相应便是其钥匙。方证相应，方可使经方成为中医治病的特效方、必效方。

方证之下不分科

在临床实践中，疾病谱是不断变化的，不同科别的医生可能会对同一种疾病有不同的认识和治疗方案，这可能导致患者需要不断地更换医生，甚至需要进行一些不必要的检查和治疗。

中医临床讲究"辨证论治"，这是中医的核心思想。在传统的中医体系中，方证相应是一种独特的诊疗方法。方证是指用方的指征与证据，方证相应强调根据患者证候表现来选择合适的经方进行治疗。这一理念在临床实践中具有非常重要的指导意义，特别是在现代医学分科越来越细的背景下，中医的方证相应思路更能凸显其整体观和个体化的优势。

首先，方证相应具有非常强的针对性。相同的疾病，即使临床表现相似，其病因病机也可能完全不同。例如，同样是咳嗽，可以是风寒感冒引起，也可以是肺热所致，其疾病虽同，然方证各异。在这种情况下，如果按照西医的分类来治疗，可能会忽略掉患者不同的病理变化。而方证相应则能更准确地把握患者相同疾病背后表现出来的不同证候，从而选择最合适的方剂进行针对性治疗。

其次，方证相应充分体现了中医的整体观。人体是一个复杂的系统，各脏腑之间相互关联、相互影响。一种疾病往往不是单一因素引起的，而是多种因素共同作用的结果。因此，在治疗时也需要综合考虑各种因素，而不是仅仅针对某一症状进行治疗。方证相应正是从整体出发，通过全面了解患者的病情和体质状况，选择最合适的方剂进行综合治疗。

最后，方证相应还具有个体化的优势。每个人的体质、年龄、性别等因素都会影响其对治疗的反应。因此，需要在治疗时充分考虑患者的个体差异，制订出最适合患者的治疗方案。方证相应正好满足了这一需求，通过对患者证候的深入了解，为其量身定制最契合的处方。

方证之下不分科，并不是说否定现代医学的分科制度。在某些特定领域和疾病中，专业化的治疗仍然是必要的。但在大多数情况下，从"方证"的角度出发，学会辨证，不单是辨病，而是抓住疾病的本质，做到方证相应，纵使疾病千变万化，也可以更加高效、精准地治疗疾病，提高患者的康复率和生活质量。

方证相应，可易于解决临证时的各种"难题"（疾病）。

小议"柴胡劫肝阴"

"柴胡劫肝阴"这一说法首见于明代张凤逵《伤暑全书》中，明确于林北海重刊张司农《治暑全书》序文中，之后叶天士在《三时伏气外感篇》中写道："若幼科庸俗，但以小柴胡汤去参，或香薷、葛根之属，不知柴胡劫肝阴，葛根竭胃汁，致变屡矣。"

柴胡味苦、平，有和解少阳、疏肝升阳之功。《神农本草经》称其上品，能"去肠胃中结气，饮食积聚，寒热邪气，推陈致新"，认为柴胡并无温燥之性，何谈"柴胡劫肝阴"？

"劫"即消耗、亏损之意。"肝阴"即肝之阴气、阴血、阴液。柴胡具有升散、升发之性，升阳发散的同时易扰动相火，出现耗阴之象。张景岳称："柴胡之性，善泄善散，所以大能走汗、大能泄气，断非滋补之物，凡病阴虚水亏而孤阳劳热者，不可再损营气。盖未有用散而不泄营气者，未有动汗而不伤营血者，营即阴也，阴既虚矣，尚堪再损其阴否？"若病阴虚，使用柴胡，便会进一步损伤营阴，加重阴虚之证。

如上所述，柴胡若用之不当，必然会出现耗气伤阴、津液亏损的不良后果。如何明确是否已经伤阴呢？一是症状——疲乏、口渴、眼涩、便干等；二是脉象——脉弦细。如小柴胡汤证的脉当为弦大有力，若变成了弦细无力，则为伤阴之象。因此，阴虚之人不宜使用柴胡剂，尤其不应重用柴胡这味药。

综上，"柴胡劫肝阴"是指柴胡应用不当，辨证不准确所致。若患者阴虚，柴胡使用不当则会变证百出。例如，20世纪90年代，日本一些人把小柴胡颗粒当保肝药吃，不论甲肝、乙肝，也不论是否阴虚，都长期连续使用，结果很多人吃到最后出现了间质性肺炎。正是因为未辨是否阴虚、未明用量，长期使用柴胡疏肝，耗竭肝阴，使肝阳偏亢，肺津被竭，从而出现间质性肺炎。以上"柴胡劫肝阴"的发生，其过当责之于医，不可责之于药，归根结底还是辨证出了问题。

那么如何避免"柴胡劫肝阴"的发生呢？

一方面，看患者是否存在阴虚、阴虚程度如何。柴胡虽是疏肝解郁之主药，但若阴液不足，即使胸胁苦满、嘿嘿不欲饮食，也不可滥投小柴胡汤。柴胡证具，且无阴虚之证，才可直接使用柴胡剂。若有柴胡证，又兼有阴虚之象，怎么办？也可使用柴胡剂，但应同时配以护阴之品，如麦冬、沙参、地黄等。若有柴胡证，而阴虚之证明显，则需要先养阴，再施以柴胡剂。

另一方面，注意柴胡用量。在养阴、补血药之中，加用小剂量的柴胡不易造成损伤肝阴的局面。在治疗急性外感病时，若暂时使用柴胡，也不易伤及肝阴。但若大剂量或长期使用，即使没有阴虚之证，也需警惕"劫肝阴"的发生。

故此，临床上应该辨证看待"柴胡劫肝阴"之说，不可望而生畏，亦不可滥用。把握体质、用量之两端，特别是素体阴血不足、大汗伤津者，应尽量避免单用、久用或大量应用，非用不可者应配合养血生津之品。

常言道："砒霜虽是毒药，却能疗愈痼疾；人参号称良药，亦会害死常人。"临床选方用药不能以偏概全，有是证，用是药，要像孙思邈说的那样，"胆欲大而心欲小"，既要放心用，又需谨慎用。

小议"葛根竭胃汁"

"葛根竭胃汁"一说首见于明代张凤逵《伤暑全书》，后又被叶天士《临证指南医案》引用，因而广播于天下。有医者奉其为圭臬，有医者却不以为然。这里简单说上几句。

葛根的使用由来已久。《神农本草经》云："葛根，味甘平。主消渴、身大热、呕吐、诸痹，起阴气，解诸毒。"《伤寒杂病论》中葛根汤、桂枝加葛根汤等多处应用葛根。

据文献考证，在汉唐时期，粉葛被广泛应用，甚至是普通百姓餐桌之品，如南北朝陶弘景《本草经集注》云："即今之葛根，人皆蒸食之，当取入土深大者，破而日干之。生者捣取汁饮之，解温病发热……南康、庐陵间最胜，多肉而少筋，甘美。"南康、庐陵属今江西省，为粉葛道地产区，食用性佳，药用专于解热。即汉唐葛根当为粉葛。

《中华人民共和国药典（2020年版）》收录了葛根与粉葛。其中，葛根为豆科植物野葛的干燥根，质韧，纤维性强，干燥后葛根素含量不低于2.4%。粉葛来源不同，为豆科植物甘葛藤的干燥根，质较硬，淀粉含量高，干燥后葛根素含量高于0.3%。二者（葛根与粉葛）均味甘而性凉，甘寒之物自能生津液，因此，其本身可以生津液、补充胃液阴津，只是程度有别。

粉葛，其根色纯白，属金又能吸水气上升，是金水相生之物；其根最深，吸引土中之水气以上达于藤蔓，故能生津液。犹如《神农本草经》"起阴气"之言，"主消渴、身大热""解诸毒"，常取解热、生津之功效。而葛根，纤维性强，"通"性较显，甘味较粉葛少，故其生阴津之功用较粉葛弱，常取解肌、升阳、通脉之力。

如上所述，临床应用葛根时，首先辨别患者是否阴液亏虚，若阴津未损，葛根、粉葛均可应用；若阴液亏虚，则首选粉葛；若阴津耗伤，仍用葛根，可能会出现"葛根竭胃汁"之弊。

叶天士在《本草经解》中描述葛根："辛甘，升发胃阳，胃阳鼓动，则湿热下行而呕吐止矣。诸痹皆起于气血不流通。葛根辛甘和散，气血活，诸痹自愈也。"着重突出葛根辛散之特性。推测叶天士所说之"葛根"为今之葛根，而非汉唐之粉葛。同时叶天士作为温病大家，临床注重顾护阴液，应用葛根之时，恐有伤阴之弊，故有"葛根竭胃汁"之说。

临床上对于葛根的运用，要辨证看待，当依照病机，选取葛根的适当品种，不必拘泥于"葛根竭胃汁"，亦不可完全忽视"葛根竭胃汁"。

甘草不止于调和

甘草是大家耳熟能详的一味中药。《本草纲目》载："诸药中甘草为君，治七十二种乳石毒，解一千二百般草木毒，调和众药有功，故有国老之号。"至今多有"甘草调和诸药"的说法，不少医家习惯在中药处方中加入甘草。

《神农本草经》载："甘草，味甘平。主五脏六腑寒热邪气，坚筋骨，长肌肉，倍力，金创肿，解毒。"陶弘景曰："此草最为众药之主，经方少有不用者，犹如香中有沉香也。国老即帝师之称，虽非君而为君所宗，是以能安和草石而解诸毒也。"

仲景用甘草有生甘草和炙甘草之分，其所用"炙甘草"是今之生甘草，并非今之蜜炙甘草（即蜜制甘草）。《药性赋》载："生则分身梢而泻火，炙则健脾胃而和中。解百毒而有效，协诸药而无争，以其甘能缓急，故有国老之称。"甘草仅用于调和吗？其实不然，甘草还有许多其他功效。

《伤寒论》和《金匮要略》中用甘草的方子众多。甘草不止有调和之效，还具有缓下峻烈、补益中气、益气复脉、缓急止痛、清热解毒之功。

1. 缓下峻烈　如四逆汤中的甘草。此处甘草为君药，可使药力相继，缓缓振奋其阳气，以驱散阴寒，起到"补中气、通经脉、利血气"的作用。陈修园评价四逆汤曰："建功姜附如良将，将将从容藉草匡。"甘草之性缓和，此处与干姜、附子等药物配伍，缓下峻烈，稽留其药性，使之徐徐发挥作用。

2. 补益中气　如小建中汤中的甘草。《金匮要略》言："虚劳里急，悸，衄，腹中痛，梦失精，四肢酸疼，手足烦热，咽干口燥，小建中汤主之。"小建中汤可用于治疗虚劳腹痛、腹中拘急，此处甘草发挥补益中气之功。

3. 益气复脉　如炙甘草汤中的甘草。《伤寒论》第177条曰："伤寒，脉结代，心动悸，炙甘草汤主之。"炙甘草汤中重用甘草四两，补益心气，可用于治疗"脉结代，心动悸"，即心气血阴阳俱虚所致的心律失常。此处甘草补益心气而充血脉。

4.缓急止痛　如芍药甘草汤中的甘草。《伤寒论》第29条曰："伤寒脉浮，自汗出，小便数，心烦，微恶寒，脚挛急，反与桂枝欲攻其表，此误也。得之便厥……若厥愈足温者，更作芍药甘草汤与之，其脚即伸。"其中提到芍药甘草汤可缓急止痛，治疗"脚挛急"。

5. 清热解毒　如甘草汤中的甘草。《伤寒论》第311条曰："少阴病二三日，咽痛者，可与甘草汤；不差者，与桔梗汤。"临床可用于治疗热毒上壅所致的咽喉肿痛。另外，甘草泻心汤中的甘草亦可清热解毒。《金匮要略》云："狐惑之为病，状如伤寒，默默欲眠，目不得闭，卧起不安（蚀于喉为惑，蚀于阴为狐），不欲饮食，恶闻食臭，其面目乍赤、乍黑、乍白。蚀于上部则声喝，甘草泻心汤主之。"狐惑病即现在的黏膜疾病，可表现为口、舌、咽、阴部溃疡等。甘草泻心汤又被称作"黏膜修复剂"，此处甘草具有清热解毒之功。

甘草虽是味良药，但不可盲目使用。《汤液本草》曰："甘者令人中满，中满者勿食甘。"寒湿壅滞中焦而胃脘胀满者不宜用。若长期大量服用，容易引起水肿、血压升高、血钾降低、前列腺增生、食纳呆滞等。

综上，甘草不止于调和，而是在不同的经方与配伍中发挥不一样的功效。因此，需根据病情，辨证论治，合理使用。

此"炙甘草"非彼"炙甘草"

《伤寒论》中含"炙甘草"的方剂有一百余首，那么，此"炙甘草"与今天中药房常见的"炙甘草"是同一物吗？非也。

《伤寒论》中用的甘草大部分为"炙甘草"。准确理解古代"炙"之含义，对于准确把握"炙甘草"的含义至关重要。同时期的《说文解字》记载："炙，炮肉也。从肉，在火上。"提示"炙"为"用火烘干"之意，与当今"生甘草"之炮制方法类似。

现代的"炙甘草"则是以蜜制之，即先将甘草裹匀稀释过的炼蜜，以文火慢慢炒制而成。也就是说，此"炙"与蜂蜜相关，与古代之"炙"完全不同，即《伤寒论》中"炙甘草"的"炙"和"蜜"没有任何关系。

通过查阅文献也可证实，《伤寒论》中"炙甘草"之"炙"和蜂蜜没有关系。唐代《千金翼方》最早记载了使用蜂蜜炮制甘草的方法。也就是说，在《伤寒论》成书的年代——汉代，并没有用"蜂蜜"炮制甘草的工艺。此后"蜜制甘草"的用法在一些明、清著作中时有出现，如明代《炮炙大法》、清代《成方切用》等。

综上，可以得出结论：《伤寒论》中的"炙甘草"，均为现代的"生甘草"，而不是现代的"炙甘草"（即"蜜制甘草"）。

现代的"炙甘草"通过蜜制之后，性味由"甘、平"变成"甘、微温"，补益、润肺作用更强一些，与"生甘草"的功效是有差异的。笔者认为，使用《伤寒论》中含"炙甘草"的方子时，应遵循仲景原意，用"生甘草"更为妥当。

另外，据资料考究，古代的"生甘草"当为现代的"鲜甘草"，这里不再赘述。

此"枳实"非彼"枳实"

　　"枳实"最早见于《神农本草经》，书中详载其性味、功用，但对其形状、大小并未言及。《伤寒杂病论》中包含枳实的处方有 18 首，然仅有枳实而无枳壳的记载。现代医家运用含有"枳实"的经方时多用枳实，少有枳壳。据考究，张仲景所用"枳实"并非现用之"枳实"，而是"枳壳"。"枳实"与"枳壳"，两者该如何区分呢？

　　首先，从采摘季节区分。枳实的采摘季节早于枳壳。《神农本草经》云："采实用，九月、十月，不如七月、八月，既厚且辛。"而记载枳壳："九月、十月采，阴干。"宋代苏颂《本草图经》（又名《图经本草》）亦记载："七月、八月采者为实，九月、十月采者为壳。"《名医别录》《本草经集注》《新修本草》《四民月令》等均言枳实"九月、十月采"，但可推知，此时的枳实实际上是现在的枳壳。

　　其次，从炮制方法区分。枳壳和枳实是同根生的两种中药，枳实为未成熟果实，多为青褐色。枳壳为成熟果实或接近成熟的果实，使用时需去除瓤核，多为黄色。《本草经集注》记载枳实"用之除中核"，《雷公炮炙论》提及枳壳"用时先去瓤"，《内外伤辨惑论》记载枳实"麸炒黄色，去穰（同'瓤'。——编者注）"，《证治准绳》中亦云"枳实，去穰，锉片，麸炒微黄"。实物考察可知，能去核瓤的必然是"枳壳"，而"枳实"为未成熟果实，无"核瓤"可去。

　　《黄帝内经》中描述五色病危时言"黄如枳实者死"，就是说人的皮肤出现蜡黄，黄得像枳实一样，是病情危重的征兆。如果是现在的枳实，则为青褐色，而古代所用"枳实"为黄色，实则为现在用的已经成熟或接近成熟的枳壳。《伤寒论》既云枳实"水浸，炙令黄"，则其所用"枳实"系成熟果实无疑，即现在所用的枳壳。

最后，从药物剂量区分。经方中药物剂量配比颇有讲究，如大承气汤中大黄四两，厚朴半斤，芒硝三合，枳实五枚。据中药剂量考证，方中各药物折合现在的剂量（参照柯雪帆教授对张仲景药物剂量考证资料：一两=15.625 g，一斤=250 g），大黄四两即62.5 g，厚朴半斤即125 g，芒硝三合即36 g，而"枳实"剂量则应细推之。今之枳实一枚大约1.5 g，枳壳一枚是18 g。大承气汤中"枳实五枚"，如果此"枳实"为现用之枳实，则其五枚相当于现在的7.5 g，与方中单味药平均用量相悬甚大。若以今之枳壳五枚称量，即90 g，且枳实和厚朴同为理气药，而厚朴用量为125 g，剂量配比应相当。查阅文献可知，接近90%的医家使用大承气汤时厚朴和枳实的比例是相当的。因此从剂量区分，此时所用的"枳实"实为枳壳。

　　综上，根据采收季节、炮制方法及药物剂量分析与考证，可以推知：张仲景所著《伤寒论》中所用"枳实"而非今之枳实，实系今之枳壳，即为酸橙的成熟或近成熟果实。

经方之生姜不可忽视

《伤寒论》中含有生姜的方剂有近百首,生姜用量各不相同,少则一两,多则半斤。有医家认为,生姜在方中的作用无足轻重,甚则可弃而不用。笔者不敢苟同。

1. 小半夏汤　原方中生姜用量为"半斤",用量最大。原文记载:"诸呕吐,谷不得下者,小半夏汤主之。"此方可用来治疗痰饮内停、浊阴上逆之证。方中以生姜助君药半夏发散水饮,不可弃之。

2. 黄芪桂枝五物汤　原方中生姜用量为"六两",用量在此方中最大。原文记载:"血痹,阴阳俱微,寸口、关上微,尺中小紧,外证身体不仁,如风痹状,黄芪桂枝五物汤主之。"此方可治疗气虚血行不畅之证。"虚则补之",用黄芪、大枣补益气血,用辛温之生姜推动气血以达四肢。如果没有生姜,气血如何抵达四肢末端?

3. 吴茱萸汤　原方中生姜用量为"六两",用量亦大。原文记载:"干呕,吐涎沫,头痛者,吴茱萸汤主之。"此方可治疗中焦停饮、寒饮上逆之证。以辛温之生姜散寒祛饮,助吴茱萸发散祛饮,功不可没。

4. 大柴胡汤　原方中生姜用量为"五两",方中柴胡、半夏用量最大,生姜其次。原文记载:"呕不止,心下急,郁郁微烦者,为未解也,与大柴胡汤,下之则愈。"此方可治疗邪热内结于少阳、阳明经之证。《医宗金鉴》中载:"倍生姜者,因呕不止也。斯方也,柴胡得生姜之倍,解半表之功捷。"以辛温之生姜和胃止呕、合柴胡以解半表、合大枣以调和脾胃。

5. 旋覆代赭汤　原方中生姜用量为"五两",用量在此方中最大。原文记载:"伤寒发汗,若吐,若下,解后,心下痞硬,噫气不除者,旋覆代赭汤主之。"此方可治疗胃虚痰阻气逆之证。以辛温之生姜和胃止呕、散饮祛痰开滞,正如清代周扬俊云:"生姜之辛,可以开结也。"

6.《外台》茯苓饮　原方中生姜用量为"四两"，用量为此方中最大。原文记载："治心胸中有停痰宿水，自吐出水后，心胸间虚，气满不能食。消痰气，令能食。"此吐水之证，同以辛温之生姜来发散水饮。

7.生姜泻心汤　原方中生姜用量为"四两"，亦用量最大，且为君药，定不可忽视。原文记载："伤寒，汗出解之后，胃中不和，心下痞硬，干噫食臭，胁下有水气，腹中雷鸣，下利者，生姜泻心汤主之。"此方多用来治疗水饮内停于中焦之证，以辛温之生姜来发散中焦之水饮。

8.桂枝汤　原方中生姜用量为"三两"。原文记载："太阳病，头痛，发热，汗出，恶风，桂枝汤主之。"此方可用来治疗营卫不和之证，方中桂枝为君药，与生姜同为"三两"，以辛温之生姜助桂枝行发散之力。

总之，生姜辛温，多取其发散之功以消散水饮之邪、宣通气机。生姜作为一种调味品，又可增进食欲，更有《论语》中"不撤姜食"的说法。经方所含生姜者不在少数，其功用之多，不可随意弃之，更有大剂量为君者，若去之则整方功效大减。故经方中之生姜不可忽视。

附子可以治疗发热吗

提到附子，大家并不陌生，它是临床常用中药之一，因其有毒性，临床用之较为谨慎。《神农本草经》载其"味辛温。主风寒咳逆邪气，温中，金创，破癥坚积聚，血瘕寒湿，踒躄拘挛，膝痛不能行步"。中医因为理论派系不同，治病方式、方法有异，使用附子的理念亦不同，很多人认为附子是辛温药，不能治疗发热，其实不然。

《伤寒论》中使用附子的方子有干姜附子汤、四逆汤、通脉四逆汤等，其经典方证条文中均提示附子可以治疗发热，且明确将发热作为用方指征。条文如下。

第 61 条："下之后，复发汗，昼日烦躁不得眠，夜而安静，不呕，不渴，无表证，脉沉微，身无大热者，干姜附子汤主之。"

第 91 条："伤寒，医下之，续得下利，清谷不止，身疼痛者，急当救里；后身疼痛，清便自调者，急当救表。救里宜四逆汤，救表宜桂枝汤。"

第 92 条："病发热头痛，脉反沉，若不差，身体疼痛，当救其里，宜四逆汤。"

第 225 条："脉浮而迟，表热里寒，下利清谷者，四逆汤主之。"

第 317 条："少阴病，下利清谷，里寒外热，手足厥逆，脉微欲绝，身反不恶寒，其人面色赤，或腹痛，或干呕，或咽痛，或利止，脉不出者，通脉四逆汤主之。"

第 353 条："大汗出，热不去，内拘急，四肢疼，又下利，厥逆而恶寒者，四逆汤主之。"

第 370 条："下利清谷，里寒外热，汗出而厥者，通脉四逆汤主之。"

第 377 条："呕而脉弱，小便复利，身有微热，见厥者难治，四逆汤主之。"

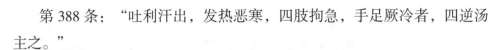
第 388 条："吐利汗出，发热恶寒，四肢拘急，手足厥冷者，四逆汤主之。"

第 389 条："既吐且利，小便复利而大汗出，下利清谷，内寒外热，脉微欲绝者，四逆汤主之。"

如上所述，发热为其症状之一，或伴有下利清谷、身疼痛、畏寒、手足厥逆、大汗出、脉沉迟或脉微欲绝等症状。

另一个配伍有附子的麻黄附子细辛汤，发热亦为其用方指征，即《伤寒论》第 301 条："少阴病，始得之，反发热，脉沉者，麻黄附子细辛汤主之。""脉沉""但欲寐"等代表身体功能衰弱，是应用麻黄附子细辛汤治疗发热的关键，伴随畏寒、手足冷、精神萎靡不振、疼痛、脉沉微等阳气虚衰的症状是应用附子的主要依据，发热仅是在上述阳气虚衰的基础上伴随的表证未解，通常热势不高。

类似的，在真武汤、附子汤的方证条文中，发热也是其用方指征。如《伤寒论》第 82 条："太阳病发汗，汗出不解，其人仍发热，心下悸，头眩，身𤺥动，振振欲擗地者，真武汤主之。"《金匮要略》云："妇人怀娠六七月，脉弦、发热，其胎愈胀，腹痛恶寒者，少腹如扇。所以然者，子脏开故也，当以附子汤温其脏。"

此外，《金匮要略》大黄附子汤条文曰："胁下偏痛，发热，其脉紧弦，此寒也，以温药下之，宜大黄附子汤。" 即发热亦明确为该方用方指征。虽然条文中未见腹满、便秘等胃肠腑实的症状，但方药中用大黄，又言温药下之，所以大黄附子汤证应包括腹满、便秘、畏寒、手足冷、精神萎靡不振、脉沉微等附子主治病症，也是应用大黄附子汤的依据。条文所言"发热"并非外感，而是因寒实郁积日久而发，因此大黄附子汤所治发热的热势应较低，甚至仅有发热感而体温正常。

综上，附子虽为辛温药，但其治疗发热论据充足，确实可行。

专药有专效

专药是针对某些症状选用的相对固定的药物，也是医生在长期临床工作中的经验总结。张仲景《伤寒杂病论》中的专药有很多，如腹痛用芍药、口渴用栝楼根、咽痛用桔梗、心烦用栀子等。

1. 芍药为治疗腹痛的专药　《神农本草经》记载："芍药，味苦、平。主邪气腹痛……止痛……"《伤寒论》第 279 条记载:"……因而腹满时痛者，属太阴也，桂枝加芍药汤主之……"从条文可知，芍药用于治疗"腹满时痛"。古法加减也能体现张仲景的用药规律。如小柴胡汤"若腹中痛者，去黄芩，加芍药三两"，还有通脉四逆汤和白散方加减中都有用芍药治疗腹痛的记载。另外，也有记载专治腹痛的方，如小建中汤治疗腹中急痛，当归芍药散治疗妇人腹痛，其中均有芍药的功劳。

2. 栝楼根为治疗口渴的专药　《神农本草经》记载此药："味苦、寒，主消渴……"《伤寒杂病论》中见"渴"用栝楼根的有 3 方：一为小青龙汤之"若渴，去半夏，加栝楼根三两"；二为小柴胡汤之"若渴，去半夏，加人参，合前成四两半，栝楼根四两"；三为《千金》三黄汤（见《金匮要略》）之"渴加栝楼根三分"。栝楼根治疗口渴的经方还有柴胡桂枝干姜汤、栝楼牡蛎散、栝楼瞿麦丸。

3. 桔梗为治疗咽痛的专药　如《伤寒论》第 311 条："少阴病，二三日，咽痛者，可与甘草汤；不差者，与桔梗汤。"其中桔梗用量为一两。第 317 条通脉四逆汤附:"咽痛者，去芍药，加桔梗一两。"

4. 栀子为治疗心烦的专药　如栀子豉汤、栀子厚朴汤等。《伤寒论》第 76 条记载:"……若剧者，必反复颠倒，心中懊憹，栀子豉汤主之。"第 375 条:"下利后更烦，按之心下濡者，为虚烦也，栀子豉汤主之。"关于栀子厚朴汤，《伤寒论》第 79 条记载:"伤寒下后，心烦腹满，卧起不安者，栀子厚朴汤主之。"无论虚烦、实烦，均可用栀子。

5. 桂枝为治疗气上冲的专药　"气上冲"，症见咳喘、呕吐、反酸、呃逆、头晕、胸胁满、心下满、头汗出等。《神农本草经》记载此药："味辛温。主上气咳逆……"《伤寒论》第15条明确指出："太阳病，下之后，其气上冲者，可与桂枝汤。"第117条："……气从少腹上冲心者……与桂枝加桂汤，更加桂二两也。"可见，治气上冲最常用的便是桂枝。

6. 葛根为治疗颈肩不适的专药　如葛根汤、桂枝加葛根汤。《伤寒论》第31条载："太阳病，项背强几几，无汗，恶风，葛根汤主之。"其中"项背强几几"即颈肩部僵硬酸痛之意。《金匮要略》记载："太阳病……欲作刚痉，葛根汤主之。""刚痉"亦为肩颈及背部肌肉强直之意。

除此之外，还有利水专药茯苓，止呕专药半夏、生姜，治腹胀专药枳实、厚朴，平喘专药杏仁等。熟练掌握《伤寒杂病论》中的专药，对理解张仲景组方、用药规律及更好地运用经方具有重要意义。

合理选用专药，治疗更有专效。

"但见一证便是"之思考

《伤寒论》是一部集辨证论治、理法方药于一体的医学著作。张仲景原文言简意赅，内涵丰富，其表达之意亦可从多角度理解，故导致历代医家对条文的注解观点不一。尤见《伤寒论》中第101条"伤寒中风，有柴胡证，但见一证便是，不必悉具"，指出运用小柴胡汤的原则性及灵活性，但因其条文短小精悍，且《伤寒论》中描述运用小柴胡汤的条文较多，到底所见哪一证可明确是"柴胡证"呢？众说不一，各有高论。

由此，不禁思考：何为"柴胡证"呢？小柴胡汤作为和解少阳的主方，《伤寒论》中该方的相关条文所占篇幅较多，其中以"但见一证便是"为前提的相关条文共有15条，分别是第37、96、97、99、100、104、144、148、149、229、230、231、266、379、394条。正如日本汉医学家丹波元简言："伤寒诸方，惟小柴胡汤为用最多，而诸病屡称述之。"

其中《伤寒论》原文第96条详细论述了小柴胡汤证的主证，亦是被后世所称柴胡四大证之"往来寒热，胸胁苦满，嘿嘿不欲饮食，心烦喜呕"。此外，结合第263条"少阳之为病，口苦，咽干，目眩也"与脉弦，即为小柴胡汤之八大主证。

接下来，即可探寻"但见一证便是"到底是"柴胡证"中的哪一证。大部分医家认为仲景所指"一证"为小柴胡汤四大证"往来寒热，胸胁苦满，嘿嘿不欲饮食，心烦喜呕"之一；另有部分医家认为其为"或然证"中的某一证；少部分医家认为是少阳病提纲"口苦、咽干、目眩"之一。

笔者认为，"但见一证"究竟是指哪一证可在《伤寒论》原文中寻找答案。张仲景在第99条曰："伤寒四五日，身热，恶风，颈项强，胁下满，手足温而渴者，小柴胡汤主之。"其中，"身热，恶风，颈项强"属太阳表不解，"手足温而渴"是阳明经热，可见"胁下满"是指"往来寒热，胸胁苦满，嘿嘿不欲饮食，心烦喜呕"四大证之一。又见《伤寒论》第100条："伤寒，阳脉涩，阴脉弦，法当腹中急痛，先与小建中汤，不差者，小柴胡汤主之。"此条文出现的"一证"是腹中急痛，而"腹中痛"又是"或然证"之一。《伤寒论》第144条曰："妇人中风七八日，续得寒热，发作有时，经水适断者，此热入血室，其血必结，故使如疟状，发作有时，小柴胡汤主之。"张仲景以"寒热发作有时"便用小柴胡汤，由此知这"一证"仍为四大证之一。

综上，"但见一证便是"中的"一证"指的是"四大证"之一或"或然证"之一。因此，其着眼点是"不必悉具"，不必等诸证齐具，具体问题具体分析，只需出现一两个能反映少阳枢机不利之病机的症状即可应用之。

《伤寒论》的价值在于临床应用，其"但见一证便是"意在告诉后人以活法（泛指灵活的原则、方法），辨证贵在抓主证，求病机，且注重方证鉴别，有是证，用是方，以此为之，知常达变，领悟《伤寒论》之精髓。

以经方寻"存津液"之道

在当今社会，人们大多饮食厚味、生活方式不规律、工作压力渐增，这些因素均可打破机体阴阳平衡，直接或间接地损耗人体的精血津液。那么，人体津液何来？津液亏失，何致何补？

仔细研读《伤寒论》，会发现张仲景治法非常重视固本——"存津液"是也。其"存津液"之道对于预防身体疾病、指导临床病症辨治具有不可替代的作用，亦作为一种治疗思想贯穿《伤寒论》始终。正如清代医家陈修园《医学三字经》中所载："长沙论，叹高坚，存津液，是真诠。"

其"存津液"之道渗透在字里行间，原文中不乏用"亡津液""舌上燥而渴""不大便"等大量词汇描述津液的盛衰及表现。在治疗疾病的经方中，亦数次使用大枣、甘草、人参等"补津液"之品。且在治法中，强调八法不可过用，列举误治津伤变证、如何消除耗液因素等，无处不在突显"存津液"思想。故此，以经方探寻"存津液"之道再合适不过了。

所谓津液，是人体内流动体液的总称，一是来源于水谷，二是自身气化，换言之，津液气血相互转化，"津气同源"也。正如《伤寒论》第111条云："太阳病中风，以火劫发汗，邪风被火热，血气流溢。"亦有"津血同源"之论，如《伤寒论》第385、50、87条分别载"恶寒，脉微而复利，利止，亡血也""假令尺中迟者，不可发汗。何以知然？以荣气不足，血少故也""亡血家，不可发汗"等。

人体内各部分的津液亦可相互影响。如《伤寒论》第244、218、59条中分别载"小便数者，大便必硬""而反发其汗，津液越出，大便为难""大下之后，复发汗，小便不利者，亡津液故也"，明确体现了汗与二便之间的水液相互影响、转化的情况。伤寒治法之所以重视"存津液"，主因津液的存亡是证候传变、转化的决定性因素。

张仲景所述"亡津液"的证候大致可分为两种：一是局部津液不足，如五苓散证、猪苓汤证，其病机多因气化不利，津液流动、分布失调，致使脏腑津液缺乏；二是整体津液匮乏，如白虎加人参汤证、小承气汤证，多因津液大量耗伤所致。仔细研读张仲景"存津液"的治法可知，其包含"扶阳"和"滋阴"两个层次，且在祛邪时，要注意顾护津液，合理"汗""吐""下"。亦强调关注人体自身津液的调节，从根本上去除津液耗伤因素，以使体内津液分布平衡，达到"存津液"的目的。具体代表经方结合治法论述如下。

（一）自身津液调节

五苓散证。《伤寒论》第71条曰："太阳病，发汗后，大汗出，胃中干，烦躁不得眠，欲得饮水者，少少与饮之，令胃气和则愈。若脉浮，小便不利，微热消渴者，五苓散主之。"此为行水法，推动停蓄水液在体内流动，以补足津液缺乏，达到津液平衡。

小柴胡汤证。正如《伤寒论》第96条所述，该方可开郁通津，以达"上焦得通，津液得下"。

又如竹叶石膏汤证、白虎加人参汤证。方中都用到了人参、甘草等益气药，正所谓"津气同源"，益气生津治法多用于"亡津液"的热证。

（二）去除津液耗伤因素

黄芩汤证。《伤寒论》第172条曰："太阳与少阳合病，自下利者，与黄芩汤；若呕者，黄芩加半夏生姜汤主之。"此为芍药汤之祖方，以黄芩清肠之邪热，使下利得治，同时内有芍药、甘草酸甘化阴，此有甘寒生津之意，在祛邪的同时又减少了津液的流失。

（三）补充津液耗损

该类经方大都有滋阴生津的作用，见黄连阿胶汤证。《伤寒论》第303条曰："少阴病，得之二三日以上，心中烦，不得卧，黄连阿胶汤主之。"方中黄芩苦寒泻心火，阿胶、鸡子黄、白芍养阴，使得水火既济。

炙甘草汤证。《伤寒论》第177条曰："伤寒，脉结代，心动悸，炙甘草汤主之。"此方为阴阳并补之法，方中以桂枝、生姜之辛而加人参、甘草、大枣之甘温，使津液得生，血脉以复。

另有滋阴润燥生津之麦门冬汤证："火逆上气，咽喉不利，止逆下气者，麦门冬汤主之。"又见百合地黄汤证："百合病，不经吐、下、发汗，病形如初者，百合地黄汤主之。"两方中均有甘寒生津之意。

综上，张仲景"存津液"之道以经方探寻知，主要通过自身津液调节、去除津液耗伤因素、补充津液耗损之治法以达到人体津液平衡、稳定。无论使用何经方"存津液"，把握方证相应的同时，其基本原则均不离"祛邪护津、平调阴阳"之前提，方可兼顾祛邪扶正两端。

浅探"火郁发之"

"火郁发之"是基于运气"火郁"理论产生的治疗原则。首见于《素问·六元正纪大论篇》中论五郁及治法篇："郁之甚者，治之奈何？岐伯曰：木郁达之，火郁发之，土郁夺之，金郁泄之，水郁折之。"该思想自此提出后，历代医家对其各有心得及体会，并不断阐发，以申其义。现以张仲景思想为要，结合具体治法，研精覃思浅探之。

（一）火郁

有关"火郁"的致病因素，张仲景以外感六淫中寒邪为主，如《伤寒论·伤寒例》载："三月四月，或有暴寒，其时阳气尚弱，为寒所折，病热犹轻……七月八月，阳气已衰，为寒所折，病热亦微。"亦有因气血不足而生郁热者，如《伤寒论·平脉法》曰："寸口脉弱而迟，弱者卫气微，迟者荣中寒。荣为血，血寒则发热。"此外，脾胃虚弱与阴液亏虚亦可致郁热，前者见小建中汤之"心中悸而烦"，即是由脾胃虚弱生热所致；后者见柴胡桂枝干姜汤证之"心烦"，即是由津液耗伤生内热，热气未能宣达于外所致。

另由张仲景六经传变规律辨析可知，"火郁"在体内经过三个不同阶段——"阳气怫郁""郁而化火""火邪入里"，其对应症状特点及方证体现简述如下。

（1）阳气怫郁所致的机体寒热失调见麻黄汤证之"恶寒发热"、小柴胡汤证之"往来寒热"、栀子干姜汤证之"上热下寒、身热不去"、四逆散证之"但寒不热、四肢厥冷"、白虎加人参汤证之"但热不寒、烦渴"。

（2）郁而化火所致局部热势较重，多表现为"面热、胸膈郁热、烦躁、膀胱蕴热"，见《伤寒论》第48、206条言"面色缘缘正赤者，阳气怫郁在表，当解之熏之""阳明病，面合色赤，不可攻之，必发热，色黄者，小便不利也"；另见大青龙汤证之"不汗出而烦躁"、栀子豉汤证之"反复颠倒，心中懊侬"、小柴胡汤证之"心烦""胸中烦"、小建中汤证之"心中悸而烦"、五苓散证之"小便不利"。

（3）火邪入里易致脏腑气血功能异常，多表现为"疼痛、气喘、胸或腹满、呕逆"，见栀子豉汤证之"心中结痛"、麻杏石甘汤证之"汗出而喘"；另见大承气汤之"短气、腹满而喘"及大黄黄连泻心汤证之"心下痞"。

（二）发之

"发之"在经方治疗中根据六经传变规律及各主证的不同，将其具体化为汗、散、和、补之法，以下结合方证分述之。

汗法——寒邪外束，以汗发之。如麻黄汤证"头痛，身疼腰痛，骨节疼痛""气喘"为寒邪郁表之表现，方中诸药合力使邪随汗出，阳气输布如常；大青龙汤证"不汗出而烦躁""脉浮缓，身不疼，但重"为外寒郁闭、里热已成之表现，以其峻发在表之邪，宣泄阳郁之热，令怫郁经中之热随汗透散于外。

散法——火热内郁，以散发之。如栀子豉汤证"胸中窒""烦""心中懊侬"为邪热郁于胸膈的表现，方中栀豉合用，令胸中郁热从上宣散而解。白虎汤证"表有热、里有寒"为邪热传于阳明气分，正邪互搏所见，方中石膏辛甘性凉可散，具透表解肌之力，可透发气分郁热；佐以甘润之知母兼顾护阴液，粳米、炙甘草冲和之气助胃气外达，更加增强向外清透之力。

和法——火郁半表半里，以和发之。其关键在于少阳转枢功能，见小柴胡汤证"往来寒热、胸胁苦满、心烦喜呕、嘿嘿不欲饮食"，此为少阳邪正相争，郁热阻于胸中、气机不宣所致之证，故以小柴胡汤和解少阳枢机，给邪气以出路，最终能"濈然汗出或蒸蒸而振"以发之。

补法——虚火内郁，以补发之。虚证火郁为火郁的特殊类型，即阳气虚之内热证，多因劳倦耗伤阳气，脾之清阳不升，胃之浊阴不降，中焦气机郁滞而为内热。李杲"阴火"理论与"甘温除热"大法则是对此证的具体论述与创新发展，认为其为内伤脾胃导致阳气亏虚不得升散，其症状兼具火热表现和脾胃阳气虚而下陷之状，治疗强调升举脾胃下陷之气，散发中焦阳郁之热，当慎用或必要时少佐苦寒之品，其升阳药用量也当斟酌，以免过用耗伤脾胃阳气。

此外，为防止"发之"太过，张仲景强调在服用时注意中病即止，控制"发"的程度。正如《伤寒论》第38、76条"一服汗者，停后服""得吐者，止后服"均提示气机条达后即可停服，不可过用。另在大青龙汤证条文方后载"汗出多者，温粉粉之"，表明此方发汗力强，若汗出过多，可蘸取米粉并扑于皮肤上，作为防治措施。当火郁与阳虚同时存在，应慎用寒凉之药发泄火郁，见《伤寒论》第81条："凡用栀子汤，病人旧微溏者，不可与服之。"

《伤寒论》中虽未明确提及"火郁发之"的具体表述，但经过探析，发现张仲景是在继承《黄帝内经》运气理论的基础上，结合方证，审证详备，将其融于实践，进一步丰富和发展了"火郁发之"思想。可见张仲景之学遵古而不泥古，明而投之，"火郁发之"之运用可窥一斑。

年轻医生也可以是名医

许多人看中医，通常更喜欢年长的中医从业者，即将医生职称、年龄视为其医术水平高低的重要标志。相比之下，对年轻的中医医生往往缺乏信任。

人们普遍认为，中医医生年龄越大，临床经验越丰富，治疗效果也就越好。这就产生了"中医越老越吃香"的俗语。

但这种看法有事实依据吗？没有。

事实上，作为一名中医医生，年龄的增长并不一定意味着医术更熟练或经验更丰富。中医是一门将理论与实际应用相结合来评估治疗效果的医学学科。如果只学了中医理论，不与实践相结合，即使学了几十年，胡子都白了，也一样是不会治病的，临床上"碌碌无为"，很少有患者寻求他们医治。而有了正确的学习方法，年轻的中医医生也可以在治疗疾病方面取得显著的效果。

这种学习方法是什么？当代中医医生如何变得受欢迎和受尊重？纵观历史，《伤寒杂病论》《神农本草经》《黄帝内经》《难经》等经典典籍为我们提供了宝贵的启示。

《伤寒杂病论》被尊为"方书之祖"，是临床医生的必读之作。它受到了历代医家的高度赞扬，"医者之学问，全在明伤寒之理"，赫然成为中医临证指南手册。

《神农本草经》是我国古代第一部药学专著，历来被誉为中药学经典著作。它是临床处方用药的宝贵指南。

因此，即使是初学中医临床的人，阅读《伤寒杂病论》《神农本草经》，也能做到常读常新，临证如神，收获颇丰。

《黄帝内经》被后世尊为"医家之宗"，为数千年来中医学的发展奠定了坚实的基础，在中国医学史上占有重要的地位，标志着中医理论体系的形成。

《难经》既是对《黄帝内经》脉学理论的发展，又为张仲景临床平脉辨证体系的形成奠定了基础。

《黄帝内经》与《难经》构成了中医理论体系的基础，对建立临床中医思维和诊断思维具有重要意义。因此，切不可囫囵吞枣，不求甚解。

需要说明的是，在缺乏中医临床经验的情况下，不可将《伤寒杂病论》《神农本草经》与《黄帝内经》《难经》杂糅，容易导致思维混乱，临证出现游移不定的状况。

将中医经典理论与临床相结合，勤思考，多总结，临证洞若观火，处方用药得当，疗效自然显现，患者自会信服，年轻的中医医生也会赢得患者的尊重和欢迎。

经方助人阴阳平和

《伤寒论》辨证的基本思想是阴阳观，仲景脉法也是以阴阳为辨脉总纲。《伤寒论·伤寒例》中记载："夫阳盛阴虚，汗之则死，下之则愈。阳虚阴盛，汗之则愈，下之则死。"这是通过判断阴阳盛衰来指导治疗的理论。

关于阴阳盛衰的理解："盛"的本义是皿中有物，故盛为有余，虚为不足，人之阳有余则热，人之阴有余则寒。《素问·调经论篇》云："阳虚则外寒，阴虚则内热；阳盛则外热，阴盛则内寒。"因此，阳盛容易导致热证并伴有阴虚，而阳虚容易导致寒证并伴有阴盛。

阴阳之间存在多种相互关系，这在经方中均得到了很好的体现。

首先是阴阳相生，互根互用。譬如桂枝汤，调和营卫，桂枝属阳，白芍属阴，二者相合，辅以生姜、大枣、甘草滋中焦，充汗源，以治营卫不和之证。再如炙甘草汤，本方由两组药物组成，一组是阿胶、麦冬、麻仁、地黄，一组是桂枝、人参、生姜、甘草、大枣，前组滋阴养液为主，后组温阳益气为主，两组相配，阴阳并补，阳升阴长，则悸动可止而其脉可复。

其次是阴阳对立，相反相成。或一升一降，或一清一宣，或一收一发，起到一种制约的作用，正所谓"亢则害，承乃制"。比如栀子豉汤，虽仅有两味药，但栀子苦寒，性下行，具清热之功；豆豉辛温，性升发，有温中之功。余热留扰胸膈，即属上焦，在上者轻而扬之，故以豆豉之辛温配以苦寒之栀子，相反相成。同样蕴含相反相成之义的经方还有麻杏石甘汤。肺主气，司呼吸，呼出为阳，吸纳为阴，一宣发一肃降，肺气闭郁则升降失司。方中麻黄、石膏相配，一寒一热，麻黄走表、发散闭郁肺气之外寒，石膏走里、清其郁结之内热；一性发散一性沉降，相反相制，又可调畅肺之气机，恢复其生理功能。

阴阳对立还存在另外一种模式，这种模式一般呈现病位上的对称性，或上下相对，或表里相对，或须表里分治，更有虚实寒热之不同。如半夏泻心汤，治痞证，痞证乃上下不交之证。上下不交则寒自为寒，热自为热，而中焦升清降浊之机失司。方中以黄连、黄芩清在上之热，使其向下行；以干姜、半夏、人参、甘草、大枣温在下之寒，使其向上达。如此则升降之机行，而中焦之功复。再如黄连阿胶汤，此治心火上亢、肾水下亏之证，水火既济乃人体生理状态，此肾水下亏不能上济心火，心火暴亢，热扰心神，故"心中烦，不得卧"，以黄连、阿胶命名，即有水火互济之意。

阴阳理论不仅在单个经方的内部有体现，在经方之间亦蕴含丰富。通常表现在同一部位，或偏虚或偏实，或偏寒或偏热，使方与方之间呈现对称性的特点，而在临床的具体运用中又可因其虚实寒热比例不同，灵活地单用或合用。正如五苓散与猪苓汤，两方同是利水之剂，同治水气蓄于下焦、小便不利，均有茯苓、猪苓、泽泻，但五苓散中配伍桂枝、白术温阳化气利水，猪苓汤中配伍阿胶、滑石滋阴清热利水。利水虽同，寒热互异，同病异治。

综上所述，掌握阴阳理论至关重要。阴阳盛衰理论可以直接指导临床治疗，精准使用方药，助人阴阳以达平和状态。

亚健康的中医调理

亚健康是一种介于健康和疾病之间的状态，通常临床指标没有明显异常，但自觉不适。综合来讲，是由种种原因导致自身免疫力下降而呈现出的一种状态。中医治疗亚健康、提高免疫力有独到之处。下面介绍几张调理亚健康的方子。

1. 小建中汤　此方是经典的理虚方。门诊曾接诊一位因亚健康状态困扰 2 年之久的女士，这位女士平素表现多困乏、嗜睡、头脑昏沉、精神萎靡不振，多地寻医无果，各种检查基本正常。察其舌脉，舌下络脉充盈，脉沉弦细，给予小建中汤合麻黄附子细辛汤调治，经 3 个月治疗后，精神状态明显转好，每日昏沉、困倦的状态消失了，身体状态亦有明显改善。小建中汤也是补脾第一方，可以提振食欲，促进消化吸收，又能改善患者体质。该患者又见嗜睡、困倦、精神萎靡之症，符合《伤寒论》少阴病提纲："少阴之为病，脉微细，但欲寐也。"遂合用麻黄附子细辛汤。如此选方用药，先予调体，结合补虚，前效后合。

2. 柴胡桂枝干姜汤　特别适合调理一种亚健康状态——柴胡桂枝干姜汤体质状态。这种体质状态俗称"小餐馆老板娘综合征"，特别形象地描述了柴胡桂枝干姜汤的应用场景。所谓小餐馆老板娘，忙里忙外，操心事多，挣的钱少。从开门营业开始，有客人就餐时，表现得精神头十足，十分热情；但没有客人时，总觉得是一口气强撑着，十分疲劳。由于持续过度的精神紧张、体力消耗，慢慢形成了这种体质状态。这类患者不能发汗，不能攻下，不能温补，只能调和，正好柴胡桂枝干姜汤可以大显身手。

3. 柴苓汤　为天然的免疫调节剂，是另一张门诊上常用的调理亚健康的方子。记得一位接受过乳腺癌手术的女士，化疗后各项指标均比较理想，其主治医生也说她现在是一个"正常人"了。但她总感觉身体无法回到发病之前的状态，容易感到疲劳，精神状况一般。当时给予柴苓汤，扶正祛邪，疗效显著。柴苓汤还可用于治疗水液代谢障碍性疾病、自身免疫性疾病，典型表现有情绪低落或焦虑、食欲减退、呕吐、口渴、小便不利等。

4.大柴胡汤　大柴胡汤的应用范围非常广泛，如高血压、冠心病、胆囊炎、胃溃疡、高脂血症等。如今的人，吃得比较好，运动又比较少，脂肪肝、"三高（高血脂、高血压、高血糖）"等症状也比较多，多属于不太影响生活质量的亚健康范畴。他们平时总觉得乏力、困倦、水肿，一没事干就瞌睡。辨证得当，大柴胡汤也是有显著疗效的。

现代工作、生活压力大，几乎每个人身上都或多或少出现了亚健康状态。处于此状态者，或虚证，或实证，都会给患者心理或生理带来不良影响。中医调理亚健康，展现出了极大的活力与潜质，值得在临床上进一步推广与运用。

经方煎法有讲究

正确地煎煮汤药对祛病疗疾、充分发挥药效至关重要。《伤寒论》中对煎煮方法非常重视，全书以汤剂为主，分为加酒同煎、先下入煎、麻沸汤渍、去滓重煎等法。

（一）加酒同煎

常见用酒之法分为两种：酒煎药和酒水合煎。酒煎药的经方有栝楼薤白白酒汤、栝楼薤白半夏汤。此两方单独以酒煎煮，借酒行气血、通经络、助行药势、宣痹通阳。酒也加强了全方之辛味，使其活血祛瘀止痛的效力增强。

酒水合煎的方有炙甘草汤、当归四逆加吴茱萸生姜汤、芎归胶艾汤。炙甘草汤用酒水合煎，利用酒之辛散，以解补阴药之壅滞，使地黄滋阴而无滞结之患。同样，胶艾汤也是借酒之力，消除地黄滋腻之性，而且酒还能加强其和血止血、暖宫调经的作用，使血能循经养胎，解漏下之患。

酒还可温散通阳，当归四逆加吴茱萸生姜汤就是用酒破阴寒之凝结，借酒行药势得以充分发挥其宣利通阳、温经通脉的功效。如《伤寒论条析》言："以散其久滞之陈寒也。更用清酒煎药，取其慓悍之性，以助阳气，更增温通血脉之功，使寒去阳复，旧恙得除。"

除此之外，还有酒浸药，如防己地黄汤中"以酒一杯，浸之一宿，绞取汁"，通过酒浸，以借助酒的温热特性，减轻地黄之寒性，使其更加温和，减少对脾胃的刺激。

（二）先下入煎

有大毒的"虎狼之药"（如附子、细辛）可通过先煎降低毒性。《中华人民共和国药典》明确规定附子需要"先煎，久煎"，因为其有毒成分主要是乌头碱，可引起心律失常、全身麻醉、血压下降、呼吸抑制等不良反应。在高温和长时间煎煮后，这些毒性成分会分解或减弱。

细辛是另一种有大毒的中药，主要毒性成分为黄樟醚，过量使用可导致头晕、恶心、呕吐、抽搐等症状，严重时可导致呼吸抑制和死亡。但细辛煮沸30分钟时，其毒性成分含量仅存原药材的1%。因此，先煎可确保细辛用药安全。需注意的是，煎煮细辛时要开盖通风，以防止吸入倍半萜类及其衍生物等挥发油成分而中毒。

石膏是一种矿物药，在《中华人民共和国药典（2020年版）》中被认定为先煎类药物。因其质坚而难煎出味，故应打碎先煎，以便有效成分析出。但观张锡纯用石膏"轻证亦必至两许；若实热炽盛，又恒重用至四五两，或七八两，或单用，或与他药同用"，从无先煎之论，甚至载有"轧细粉冲服"的用法。现代研究表明，石膏主要成分是含水硫酸钙，在水中溶解度极小，不会因煎煮时间延长和温度高而增加其水溶性。

同属矿物类药物的龙骨、牡蛎也是一样，常规煎与先煎对其在水中的煎出率影响不大，故笔者认为，石膏、龙骨、牡蛎等矿物药是不需要先煎的。

（三）麻沸汤渍

用开水浸泡药物，绞汁去滓饮汤，谓之麻沸汤渍法。如大黄黄连泻心汤以麻沸汤"渍之须臾，绞去滓"，仅用开水短时间浸泡。因大黄、黄连、黄芩三药均苦寒，气厚味重，正常煎煮后，多走肠胃而具泻下作用，而"麻沸汤渍"这种特殊煎法则能取其气、薄其味，以清上部无形邪热。

柴胡加龙骨牡蛎汤原方亦用大黄，大黄用法为"更煮一两沸"，也是取其性寒之气，以祛除上涌之邪热。

（四）去滓再煎

《伤寒论》中有7首药方需"去滓再煎"，指药物煮取后把药液滤出，然后再加热浓缩。张锡纯解释"去滓再煎"之意有二：一是可缓减柴胡发汗之力，可使药性趋于协调和合；二是能增强调和脏腑功能、和解少阳枢机的作用。《伤寒论选读》（中国中医药出版社2021年出版）言："因方中药性有寒温之差，味有苦辛甘之异，功用又有扶正祛邪之别，去滓再煎可使诸药气味醇和，有利于透邪外达，而无敛邪之弊。"故临床使用去滓再煎法，可使诸药性味更加均和，提高疗效。

综上所述，方药不同，其煎煮方法也有差别。正确的煎煮方法是药物疗效的保证。李时珍在《本草纲目》言："凡服汤药，虽品物专精，修治如法，而煎药者鲁莽造次，水火不良，火候失度，则药亦无功。"故若欲求除病，当深究药物之煎法。

食之味与病宜

临床诊疗过程中，医生与患者之间的交流似乎是固定的，见面往往是："医生，你好，我不舒服……"结束语总是："那服药期间我能吃……吗？饮食上要注意什么吗？"那么，服中药期间饮食上需要注意吗？又需要注意什么呢？

答案是肯定的。张仲景在《金匮要略》中论述："所食之味，有与病相宜，有与身为害，若得宜则益体，害则成疾。"俗话说"药食同源"，药物有四气五味，食物也同样有四气五味。

中药讲究四气五味配伍，故不能被平时一日三餐打乱。如桂枝汤服法甚是讲究，即"服已须臾，啜热稀粥一升余，以助药力……禁生冷、黏滑、肉面、五辛、酒酪、臭恶等物。"由此可知，服药期间需要注意自己的饮食习惯，一方面以免抵消药物的作用，延误病情；另一方面适宜的饮食习惯有助于药物更好地发挥疗效。

桂枝汤服法既被张仲景单独提出，且后文亦有多条提及饮食禁忌，那我们不妨从桂枝汤的"禁生冷、黏滑、肉面、五辛、酒酪、臭恶等物"分析，由点带面，讲述服药期间的饮食禁忌。

1. 禁食生冷　张仲景在《伤寒论》中重视阴阳调摄，其在《伤寒论》第58条曰："凡病若发汗，若吐，若下，若亡血、亡津液，阴阳自和者，必自愈。"正如此条论述所言，误治后，欲自愈，必要阴阳自和。

何为阴阳自和？正常情况下，人体处于阴平阳秘的状态，而这个状态需要人体自身去进行调控。"自和"是指阴阳之气运动正常，相互协助，维持人体处于一个阴阳动态平衡的过程。若阴阳有失偏颇，便会导致疾病的发生，那我们便要借助一定的外力使人体实现"阴阳自和"。

当我们往这个方向努力的时候，便要考虑阴阳这个问题。无疑，生冷之物损伤人体阳气。对于阳虚之人，若一边使用温阳之品恢复人体阳气，一边吃雪糕、冰镇西瓜或饮冰镇饮料等生冷之品，那不就是一边加柴火，一边泼冷水吗？

同时生冷之品易损伤胃气。《素问·玉机真脏论篇》云："五脏者，皆禀气于胃。胃者，五脏之本也。"胃气的盛衰是导致疾病发生转化的重要因素之一，也从另一方面说明了服药期间要注意饮食。

既论到阴阳，不妨将"禁食五辛"提前。何为"五辛"？关于"五辛"的说法不定，明代李时珍《本草纲目》卷二十六谓："五辛菜，乃元旦立春以葱、蒜、韭、蓼、蒿、芥辛嫩之菜，杂和食之，取迎新之义，谓之五辛盘。"佛家之"五辛"主要是洋葱、青葱、韭菜、大蒜、香菜等气味浓烈的食品。后世多沿用《本草纲目》所论，将"五辛"总结为辛辣之品。味辛助阳，服桂枝汤后本为遍身微汗为最佳，而味辛之品过于助阳，蒸津外泄，大汗淋漓，不仅驱邪不尽，更徒耗人体正气。

2. 禁食黏滑、肉面、酒酪　之所以将这三者放在一起论，是因为这三者都是易碍胃助湿之品，阻遏人体气机。疾病本就是正气与邪气交争的过程，正盛邪退，疾病方愈。《素问·热论篇》云："病热少愈，食肉则复，多食则遗，此其禁也。"黏滑、肉面等油腻难以消化之物，易导致气血壅滞胃肠，气机不利，故外感难愈；酒酪等物易生痰湿，阻碍脾胃气机，亦不利于疾病恢复。

3. 禁食臭恶之物　既是臭恶之物，自不必多说，《论语》就教过我们："臭恶，不食。"其实简单来理解，就是饮食物是否洁净的问题，不要食用腐败之物。

我们由桂枝汤方后提及的饮食禁忌发散，用药考虑三因制宜，用药后饮食禁忌也应考虑因人、因病、因时、因药、因地制宜。

因人制宜，要考虑患者本身的体质。阳盛体质之人，当忌膏粱酒醴等易于生湿生热之品；阴盛体质之人，当忌茶汤生冷等寒凉之品。女性在月经、妊娠、产后等特殊生理期，更需特别注意，忌食生冷、寒凉、肥甘厚味、辛辣刺激之品等。

因病制宜，要考虑糖尿病患者忌食甜，肾病患者忌食咸，肝病患者忌烟、酒、高脂肪类食物，心血管病患者忌食高油脂食物，尿毒症患者忌食高蛋白食物，肠胃病患者忌辛辣刺激性食物等。

因时制宜，要考虑季节性问题，如秋季天燥，忌食辛辣温燥之品；夏季潮湿阴雨季节，忌食过于肥厚油腻、酒炙、甜品等食物。

因药制宜，要根据不同药物交代患者，服用解表药忌食酸敛之物，服用理气消胀药物忌食豆类，服用止泻药忌食生冷滑泄之品。

因地制宜，要考虑患者居住地点环境，常年居住于西北干燥之地，忌食辛辣之品；而沿海潮湿之地，忌食肥甘油腻厚味等。

总之，服药禁忌不可一概而论，具体患者具体交代。所以再有患者问"我能吃……吗"时，就要琢磨一下了。

中医不是"慢郎中"

人们常说："中医是'慢郎中'，真得了急症，还是要去看西医。"诚然，现代医学具有先进的急救手段，比如输液、输氧、输血，尤其是外科手术的急救，等等。但中医缺乏这些技术手段，治病效果就只能慢腾腾吗？事实上不是这样的。

中医通过四诊合参、辨证论治，在治疗很多急性病、慢性病方面，起效迅速，甚至"一剂知，二剂已"。治疗手段也是多种多样，除了最常见的中药汤剂，还有针刺、拔罐、推拿、刮痧、艾灸、火疗、热敷及情志养生等，针对不同的疾患可选配最恰当的措施。

如危重患者，往往涉及多脏器功能不全（如重症感染，可能休克或合并肾功能不全、胃肠功能不全、凝血功能障碍等），这时不只是抗感染、利尿那么简单，要考虑整体情况及病理生理改变。这符合中医的整体思维模式，且整体改善危重患者的体质和抗病能力是中医的强项。

下面以几种疾病的中医治疗为基点，细细体味，便能发现，中医不是"慢郎中"。

比如，新型冠状病毒感染。自2019年12月新型冠状病毒感染暴发以来，中医治疗新型冠状病毒感染的效果有目共睹，从预防到治疗，再到后遗症的康复，全程都可以体现出中医的"速度"与"高效"。而且，对于急危重症患者，死亡率、恶化率更低。

又如，甲型流感病毒、乙型流感病毒等引起的流行性感冒，临床症状较重，可表现为头痛、发热、鼻塞、流涕、周身酸痛等，疾病变化快，部分患者甚至进展为病毒性心肌炎、病毒性脑炎、肺炎等。中医能比较精准地将其分为风寒、风热、风湿等类型来进行论治，代表方剂有麻黄汤、桂枝汤、小柴胡汤等，能快速退热，且具有不反弹、疗效稳定等优点。

再如，过敏性鼻炎。该病发作期可严重影响患者的生活质量、工作状态。现代医学的治疗措施主要包括避免过敏原、药物治疗、免疫治疗和手术干预等，多数患者可获得满意的治疗效果，但病情易反复。该病属于中医"鼻鼽"范畴，是中医优势病种之一，其发病病因及病机在古代有着深厚的理论基础，有效方剂甚多，譬如麻黄附子甘草汤、桔梗元参汤等，疗效明显且迅速，复发率低。更有中医外治法，包括针刺、艾灸、穴位埋线、穴位贴敷、中药鼻冲洗等，安全性好，施之可快速缓解症状，具有简、便、效、廉的特点，易被患者接受。

再如，肢体关节疼痛。临床中，"针刺镇痛"广泛应用，效果立竿见影。在慢性疼痛性疾病中，颈肩背腰腿疼痛、骨关节炎性疼痛及慢性头痛等，均是针刺治疗的优势病种。

当然，针刺治疗疼痛涉及的疾病种类不拘于此，还包括神经痛、癌痛等。例如，针刺少商、商阳穴治疗咽喉疼痛，针刺三阴交穴治疗痛经等，均快速有效。

中医治病快速有效的例子不胜枚举。其实，临床上涉及的各个系统疾病，无论是属于外感疾病，还是属于内伤疾病，均可用中医治疗。无论是常见病，还是疑难杂病，中医均已形成完备可靠的治疗模式，值得信赖，值得托付。

中医治本亦治标

很多人提起中医，第一印象就是"中医治本，西医治标"，而忽略了中医治本亦治标。中医既讲究治病求本，又怎么会不讲治标呢？其实是先治标还是治其本是根据病情而定的。

治病求本，就是找到疾病的根本原因，然后针对根本原因进行治疗。《黄帝内经》曰："治病必求其本。""本"和"标"是相对而言的，有很多含义，可以说是病变过程中各种矛盾的主次关系。因为有"标""本"的不同，所以治疗原则也会不同。

"急则治其标，缓则治其本"是治疗疾病的基本原则。治法分轻重、缓急，病急则先治标，如果是急性病症、慢性病或旧疾又出新症，则先治标；病缓则先治本，如果是本病重而标病轻，则先重后轻，即先治本而后治标。

中医强调"急则治标"，是指在"标"病特别严重，关乎整个病情，甚至对生命构成威胁时，就必须先治其标，后治其本。很多人认为，"急性病要看西医，好得快；慢性病就要看中医，慢慢调理身体。"这种观点是错误的，中医亦能治疗急性病。如新型冠状病毒感染暴发时，中医药发挥了重要作用，一项调查显示，服用中药的总有效率达到了90%以上，中医药可有效缓解症状、提高治愈率、降低病亡率，促进恢复期机体康复。

中医强调"缓则治本"，在病势相对缓和或病情稳定的情况下，先治疗其本病或采取以调理、补益等为主的治疗原则。比如，咳嗽日久，痰多清稀，兼见食欲减退、大便稀溏、四肢无力，甚至水肿，辨证为肺脾气虚咳嗽，通过健脾益气、恢复脾土运化功能，从而补益肺气，以治疗咳嗽。

标本同治，即在病症出现标本并重的情况下，采用治标与治本相兼或同时并用的治疗原则。如麻疹初起，疹点不显，表证仍在（在表为标），当用发表透疹的方法来治疗，但患者又同时并发了下利（在里为本），下利可使痧毒内陷，变为险证。在这种表里均急之际，就不可单治一面，必须"标本同治"，以达到"表里双解"。

因此，中医治疗疾病，不仅治本而且治标。标与本的治疗法则，应遵循"急则治其标，缓则治其本"或"标本同治"原则。

经方体质中的"林黛玉"

想必大家都知道《红楼梦》中弱不禁风、多愁善感的林黛玉，经方中亦有"黛玉"，但此"黛玉"非彼黛玉，而是指桂枝体质，林黛玉就是典型的桂枝体质。

桂枝体质是指桂枝证及桂枝类方方证的出现频率比较高的一种体质类型。其特征为体型偏瘦，眉目清秀，皮肤白皙细腻，平素易出汗，心腹部悸动感，易腹痛、头晕、失眠多梦，大便偏干，舌质淡红，舌苔薄白，舌体柔软。桂枝体质常用代表方有桂枝加龙骨牡蛎汤、温经汤、黄连汤、炙甘草汤等。

1. 桂枝加龙骨牡蛎汤　常用于治疗汗出较多、脱发的患者。桂枝汤证本来有自觉的上冲感、动悸等症，若此类症状持续加重，出现胸腹部动悸、汗多、失眠、噩梦，可考虑桂枝加龙骨牡蛎汤。《金匮要略》中载："夫失精家，少腹弦急，阴头寒，目眩，发落……桂枝加龙骨牡蛎汤主之。"失精者，大多面白、体型瘦削、易出汗，是桂枝体质的一种类型。本方为经典的虚劳病方，具有调和营卫、固精敛阳的功效。

2. 温经汤　是在桂枝汤的基础上加用活血调经、温经止痛的药物而成，常用于治疗月经不调、少腹部冷痛、口唇干燥、起皮屑、大便偏稀等症状，被称为"天然的雌激素"。《金匮要略》载其主治"暮即发热，少腹里急，腹满，手掌烦热，唇口干燥"之症，适用于体型偏瘦、心腹部悸动、易腹痛的桂枝体质。本方作为传统的养血调经方，具有调月经、止腹痛、止泻、嫩肤的功效。

3. 黄连汤　黄连汤证是在桂枝汤证的恶风、发热、汗出、心动悸的基础上出现烦躁、心下痞、腹痛或泄泻等症状，常用于治疗胃痛、胃肠型感冒。胃肠型感冒是一种以胃肠道症状为主的感冒，常表现为受凉后腹泻、腹痛等症状。《伤寒论》中对黄连汤的表述为："伤寒，胸中有热，胃中有邪气，腹中痛，欲呕吐者，黄连汤主之。"其方证明确，"胸中有热"可指患者多心烦急躁、失眠等，"胃中有邪气"多指心下或胃中不适、呕吐、腹泻。其适用人群多为出现心中烦、不得卧、心下痞等症的桂枝体质患者。本方是经典的胃肠病方，具有清上温下、和胃降逆的功效。

4. 炙甘草汤　是在桂枝汤基础上，重用益气滋阴之药，以通阳复脉、益气养阴，常用于治疗心悸、左寸脉弱的患者。《伤寒论》言："伤寒，脉结代，心动悸，炙甘草汤主之。"《千金翼方》载其"治虚劳不足，汗出而闷，脉结悸……危急者十一日死"。"脉结代"是搏动缓慢而有歇止的一种脉象，故炙甘草汤所治疗的心脏病，以心律不齐居多。桂枝体质患者的心律失常等心脏疾患，通常考虑使用炙甘草汤。本方具有理虚、复脉、养血、止血的功效。

总之，桂枝体质的人群，体貌特征或多或少带有"林黛玉"的影子，尽管其适用的经方很多，但每张经方又有特定的适应证，因此，辨别出桂枝体质，甄别出其特定疾病谱的特定方证，临床必能获得满意疗效。

经方中的"胃肠动力药"

胃肠动力障碍性疾病包括胃食管反流病、功能性消化不良、功能性便秘等，属中医学"痞证""腹满""反胃""呕吐""呃逆""胃脘痛""腹痛""便秘"等范畴，以脘腹痞满不舒、胀痛，以及纳呆、食后易胀、恶心、呕吐、嗳气、反酸等为主要临床表现。西医治疗上述疾病常用胃肠动力药，而经方尤其擅长治疗这类疾病，堪称中医的"胃肠动力药"。

1. 半夏泻心汤——千年胃病第一方　《金匮要略》曰："呕而肠鸣，心下痞者，半夏泻心汤主之。"全方要点在于"呕""痞""利"。临床上，患者往往以胃肠不适为主诉，表现为食欲减退，不欲食，或恶心，或食后胃胀、反酸等饮食不下或上反之"呕"；上腹部不适，但触之柔软之"痞"；易腹泻、大便次数增多或大便不成形等大便性状改变之"利"。这类患者多体质较好，唇舌红、苔腻，常易上火后出现溃疡，平素烦躁易怒。

2. 黄连汤——寒温并用的胃肠调理剂　《伤寒论》载："伤寒，胸中有热，胃中有邪气，腹中痛，欲呕吐者，黄连汤主之。"患者多以胃痛、腹部怕冷、大便不成形为主要表现，这类患者多体型偏瘦，烦躁貌，常见食凉或受风寒后腹泻、胃痛。

3.《外台》茯苓饮——健脾利水第一方　此方出自《金匮要略》附方："治心胸中有停痰宿水，自吐出水后，心胸间虚，气满不能食。消痰气，令能食。"该方以"呕吐""气满""不能食"为主证，有消痰气、去宿水、除腹胀、催食欲的功效。患者常自诉胃部不适，能食，食后胃胀，腹部有肠鸣音。这类患者多见体型偏瘦，伴有胃肠道功能障碍，有"茯苓舌"，舌体胖大，边有齿痕，舌面湿润。

4. 小建中汤——补脾第一方　《金匮要略》载："虚劳里急，悸，衄，腹中痛，梦失精，四肢酸疼，手足烦热，咽干口燥，小建中汤主之。"以

"虚劳""腹中痛"为主证，小建中汤可提振食欲、促吸收、解痉痛、调体质，常用于治疗功能性消化不良、肠易激综合征、胃肠神经症等伴有胃肠功能障碍的疾病。

5.大柴胡汤——天然的胃肠动力药　有止痛、除胀、通便、降逆的功效。《伤寒论》载："伤寒发热，汗出不解，心中痞硬，呕吐而下利者，大柴胡汤主之。""太阳病，过经十余日……呕不止，心下急，郁郁微烦者，为未解也，与大柴胡汤，下之则愈。"《金匮要略》载："按之心下满痛者，此为实也，当下之，宜大柴胡汤。""按之心下满痛""呕吐""郁郁微烦""往来寒热"为大柴胡汤四大证。临床上，此类患者可见头大颈粗、宽胸、肥腰身的体型特征，按压腹部有抵抗感，常伴有上腹部胀痛、反酸、呕吐、嗳气、口干苦、食欲减退等胃肠动力障碍。

临床上，结合每个患者的症状、体貌特征，灵活运用以上经方，使各经方充分发挥"胃肠动力药"的功能。

三个泻心汤

半夏泻心汤、甘草泻心汤、生姜泻心汤作为临床治疗心下痞的经典用方，在具体应用方面各有所长。

古语有言"智者察同"，三个名为"泻心汤"的方子的主要共同点依据《伤寒杂病论》中的原文可总结如下。

三个"泻心汤"主要用来治疗"呕""痞""利"。"呕"即为呕吐，临床表现为食欲减退、不欲饮食，或是恶心、反酸、食入即吐、呃逆等症状；"痞"是患者的自觉症状，其特点是心下满闷不舒，而无疼痛；"利"为下利，表现为腹泻、大便稀溏、便次增加等症状，或伴肠鸣有声。故临床见"呕""痞""利"症状时，三方皆可使用，但三方又不同。

1. 半夏泻心汤　为临床最常用方，被称为"胃肠第一方"。《伤寒论》第149条曰："伤寒五六日，呕而发热者，柴胡汤证具，而以他药下之，柴胡证仍在者，复与柴胡汤。此虽已下之，不为逆，必蒸蒸而振，却发热汗出而解……但满而不痛者，此为痞，柴胡不中与之，宜半夏泻心汤。"《金匮要略》言："呕而肠鸣，心下痞者，半夏泻心汤主之。"仔细研读条文可知，其心下痞可见呕而发热、肠鸣，总结原文用方要点便是"呕""痞""利"三字。李小荣教授在临床应用中总结此方使用要点为十二字，即"唇舌红，痞而利，常溃疡，易烦躁"。可谓总结到位，一针见血。

2. 生姜泻心汤　《伤寒论》第157条曰："伤寒，汗出解之后，胃中不和，心下痞硬，干噫食臭，胁下有水气，腹中雷鸣，下利者，生姜泻心汤主之。"从中可以提取出"干噫食臭、雷鸣下利"，且"胁下有水气"。由此可知，生姜泻心汤之心下痞硬来源于胃中有实在的"水气"，即胃中停水导致的胃中痞硬及干噫食臭，所以此方可用于治疗实在之物（饮食）所伤，如水土不服或饮食不洁而导致的心下痞硬、下利。正如《医宗金鉴》所言："生姜泻心汤者，其义重在散水气之痞也。"

3. 甘草泻心汤　《伤寒论》第158条曰："伤寒中风，医反下之，其人下利日数十行，谷不化，腹中雷鸣，心下痞硬而满，干呕，心烦不得安。医见心下痞，谓病不尽，复下之，其痞益甚（此非结热，但以胃中虚，客气上逆，故使硬也），甘草泻心汤主之。"由条文可知，其方证特点为下利次数多、谷不化、雷鸣、干呕、心烦。其重点除了三者共有的"呕""痞""利"之外，主要应用指征之一当为"谷不化"，即大便中尚有未完全消化的食物。

此外，甘草泻心汤亦在《金匮要略》中被记载用来治疗狐惑病，其描述为："狐惑之为病，状如伤寒，默默欲眠，目不得闭，卧起不安。蚀于喉为惑，蚀于阴为狐。不欲饮食，恶闻食臭，其面目乍赤、乍黑、乍白。蚀于上部则声喝，甘草泻心汤主之。"《医宗金鉴》根据张仲景原文认为狐惑是一种古代疮的病名，多在阴部及口腔出现，即我们现在所说的黏膜处，所以甘草泻心汤另一主要用药指征为黏膜破溃方面的疾病。

依据上述可总结如下：三者皆可用于"呕""痞""利"。半夏泻心汤对应的症状最轻微，下利相对其他两方而言并没有那么急迫，肠鸣也相对较轻；其次为生姜泻心汤，其较半夏泻心汤之下利与肠鸣渐重，以心下痞硬、干噫食臭、胁下有水气、下利且腹中雷鸣为主，主要用于饮食所伤而致的胃肠道不适，如水土不服或者饮食不洁时出现的腹中暴鸣下利；甘草泻心汤对应的症状最重，治疗"痞""利"俱甚，下利多表现为日数十行且下利之物可见完谷不化，并可以用来治疗黏膜方面的疾病，特别是口腔溃疡。临床上若一时未抓住使用要点，三者任选其一亦可见效。

四逆散浅析

四逆散出自《伤寒论》，原文为"少阴病，四逆，其人或咳，或悸，或小便不利，或腹中痛，或泄利下重者，四逆散主之"。由柴胡、芍药、枳实、甘草组成。此方方小力专，可以从以下三个方面详细叙述。

首先，四逆散解"四逆"。《伤寒论》条文中"四逆"表现为手足不温，是由于少阳枢机不利，阳气被遏，不能达于四末引起。"或咳，或悸，或小便不利，或腹中痛，或泄利下重"为其或然证，由于邪气郁滞中焦，邪正相争，中焦气机不通，发为腹中痛；或正气欲向上攻邪，发为咳、悸；或正气欲向下攻邪，发为小便不利、泄利下重。方中柴胡升，枳实降，芍药收，甘草益，四药相合，调畅气机，疏通被遏之阳气，使手足得温。正如《医宗金鉴》曰："今但四逆而无诸寒热证，是既无可温之寒，又无可下之热，惟宜疏畅其阳，故用四逆散主之。"

其次，四逆散畅情志。临床上，遇到一些患者，其在比赛或讲话等重要场合前总是想要上厕所，其实并不是真的想上厕所，而是由于心理压力大、紧张出现的肠易激综合征。还有一些患者在重要考试前总会出现肚子痛的症状，检查无异常，这也是由于紧张、焦虑引起的，并且会随紧张情绪加重疼痛症状。亦有结石痛因情绪紧张加重者。用四逆散能缓解情绪紧张引起的不适，起到畅情志、缓解心理压力、调节肠胃功能的作用。

亦有在四逆散基础上合用半夏厚朴汤，用来治疗情志病者，临床上多用于工作压力较大的白领。其方证要点是，咽喉异物感，伴有消化系统和精神神经系统的症状，如易紧张、腹痛、焦虑不安等，且此类患者往往多"敏感"，情绪容易波动，性格内向，多思虑。

最后，四逆散调体质。四逆散属于柴胡类方，适用于柴胡体质及柴胡证者。该类人群体型多中等或偏瘦，面色淡暗微黄、缺乏光泽，皮肤较干燥，舌体偏瘦，脉象多弦细。此类患者易情绪低落，常处于一种抑郁状态（默默）或表现为焦虑状态（心烦），可伴见咽干、烦躁、口干、口苦，或常自觉胸中气塞，胸闷、胸痛，甚则无法呼吸，伴上腹部不适感、腹胀、嗳气者，予四逆散疗效显著。

　　总之，四逆散一方多用，既能治病又能调体，适用于柴胡体质及柴胡证者，可治疗紧张或焦虑情绪引起的消化系统、精神神经系统类疾病。

同名的"四逆"们

《伤寒论》中以"四逆"为名的方子有 8 个，均具有举足轻重的作用。我们将这 8 个方子按照来源分为三大类：第一类是以四逆汤为基础进行药物加减而成，包括四逆汤、通脉四逆汤、通脉四逆加猪胆汁汤、茯苓四逆汤、四逆加人参汤；第二类是桂枝汤化裁而来，包括当归四逆汤、当归四逆加吴茱萸生姜汤；第三类是由小柴胡汤加减而成，仅有四逆散。

（一）四逆汤类

这一类方子适合体质平素虚弱、阳虚怕冷、精神不振的患者。《伤寒论》中对其描述有以下条文。

第 225 条："脉浮而迟，表热里寒，下利清谷者，四逆汤主之。"

第 323 条："少阴病，脉沉者，急温之，宜四逆汤。"

第 353 条："大汗出，热不去，内拘急，四肢疼，又下利，厥逆而恶寒者，四逆汤主之。"

第 354 条："大汗，若大下利而厥冷者，四逆汤主之。"

第 388 条："吐利汗出，发热恶寒，四肢拘急，手足厥冷者，四逆汤主之。"

此外，还有第 29、91、92、324、372、377、389 条，不再赘述。

四逆汤类以少阴病提纲挈领，故此类"四逆"多见少阴病的"但欲寐"，即精神萎靡不振的特征，脉象多以沉迟或微弱为主。

通脉四逆汤见《伤寒论》第 317 条："少阴病，下利清谷，里寒外热，手足厥逆，脉微欲绝，身反不恶寒，其人面色赤，或腹痛，或干呕，或咽痛，或利止，脉不出者，通脉四逆汤主之。"从条文中我们可以看出，就脉象而言，通脉四逆汤的"脉微欲绝"为四逆汤"浮而迟、沉脉"的更进一步发展。陈修园论通脉四逆汤证："此里不通于外，而阴寒内拒，外不通于里，而孤阳外越。"此方加重附子和干姜用量，温壮之力增强，其作用较四逆汤更进一步。

通脉四逆加猪胆汁汤见《伤寒论》第390条："吐已下断，汗出而厥，四肢拘急不解，脉微欲绝者，通脉四逆加猪胆汁汤主之。""吐已下断"讲四逆汤的呕吐和下利症状皆已消失，但仍有四逆汤的"四肢拘急"与更甚于通脉四逆汤的"脉微欲绝"，故在通脉四逆汤基础上加入了猪胆汁，使其振奋人体作用较前两方更强。

四逆加人参汤见《伤寒论》第385条："恶寒，脉微而复利，利止，亡血也，四逆加人参汤主之。"此方位置接在霍乱之后，霍乱上吐下泻最伤津液，恶寒、脉微表明是四逆汤证，而后的"利止"并非是病愈，而是因为亡血，津液丧失，所以此方中加入人参，益胃气，胃气恢复，则津液可生。此方适用于里虚寒甚并津液不足之证。

茯苓四逆汤见《伤寒论》第69条："发汗，若下之，病仍不解，烦躁者，茯苓四逆汤主之。"茯苓四逆汤是在四逆加人参汤基础上加一味茯苓，其中茯苓就是针对烦躁、心悸而设。如此，再回头看条文的"发汗"和"下"，它的意思是指"四逆加人参汤"中的损伤津液，而条文中的"烦躁者"也更说明此方的针对性。

（二）桂枝汤类

此类有两方"并肩作战"，专攻体型瘦弱、皮肤细嫩、四肢冷痛、无精神不振的患者。

当归四逆汤见《伤寒论》第351条："手足厥寒，脉细欲绝者，当归四逆汤主之。"此方由桂枝汤化裁而来，"脉细欲绝"提示手足厥寒的原因是为血少。此方一方面取桂枝汤的驱寒之用，另一方面取当归、大枣的补血之用，同时当归、细辛更有止痛的疗效。以此可知，当归四逆汤在用于血虚寒厥的基础上，对冷痛也有佳效。

当归四逆加吴茱萸生姜汤见《伤寒论》第352条："若其人内有久寒者，宜当归四逆加吴茱萸生姜汤。""内有久寒"重在"久"字，病久则损伤胃气，而第351条所遗留的寒邪必凑在胃，故使胃寒，则会引起呕吐、胃痛等症状。故此方在当归四逆汤证的基础上又有止呕之功，同时其针对寒痛的效果也优于当归四逆汤。

（三）小柴胡汤类

此类方主要为小柴胡汤化裁而来，适用于体格中等、面色青黄、腹痛明显的患者，虽有精神状态不良，但较之四逆汤类证精神佳，更适用于实证。

四逆散见《伤寒论》第 318 条："少阴病，四逆，其人或咳，或悸，或小便不利，或腹中痛，或泄利下重者，四逆散主之。"

至此，是不是已经对以上三类方子有了大致区分？临证只需结合其他相应症状进行选方用药即可。若再度斟酌学习时，不妨从条文开始，或许会有更深的体悟。

治疗心悸的经方

《伤寒论》中治疗心悸的经方众多，常用的有炙甘草汤、柴胡加龙骨牡蛎汤、苓桂术甘汤、桂枝甘草汤、桂枝加桂汤、奔豚汤等。

炙甘草汤是治疗心悸的代表方。《伤寒论》记载："伤寒，脉结代，心动悸，炙甘草汤主之。"用于治疗心阴阳俱虚、偏于阴虚的患者。阴血不足无以充盈血脉，阳气虚弱无力鼓动血脉，脉气不相接续，发为心悸。多用于平时体虚偏瘦的患者，伴见精神萎靡，咽干口燥，大便干结，脉细弱。

柴胡加龙骨牡蛎汤是安神定悸解郁方。《伤寒论》记载："伤寒八九日，下之，胸满烦惊，小便不利，谵语，一身尽重，不可转侧者，柴胡加龙骨牡蛎汤主之。"此方具有改善睡眠、缓解压力、镇静的作用。多用于焦虑、抑郁状态的患者，表情淡漠或精神萎靡，症见心悸、易惊、失眠、疲乏感明显，寸、关脉弦。

苓桂术甘汤适用于痰饮水湿所致的心悸。《伤寒论》记载："伤寒若吐、若下后，心下逆满，气上冲胸，起则头眩，脉沉紧，发汗则动经，身为振振摇者，茯苓桂枝白术甘草汤主之。""肥人多痰湿"，因此本方多用于体型偏胖的患者。痰饮水湿具有流动性，可见活动后心悸更明显。其中看舌象是判断适不适合的好方法，胖大舌、有齿痕，舌质淡嫩，唾液多，舌苔水滑，甚至偏厚者，皆适合用此方，其中胖大舌、有齿痕是典型的痰湿表现。

桂枝甘草汤，《伤寒论》记载："发汗过多，其人叉手自冒心，心下悸，欲得按者，桂枝甘草汤主之。"汗为心液，由阳气蒸化津液而成。汗出过多，心阳受损，故悸动不宁。"叉手"可理解为喜手捂按或喜俯卧位。察其舌脉，舌淡，苔白，脉来虚或迟缓，一派阳气不足之象。

桂枝甘草龙骨牡蛎汤亦可用于治疗心悸，相较于桂枝甘草汤，方中桂枝用量减为一两，甘草二两，倍于桂枝，是因本方用于治疗心神浮越而致心悸、烦躁者，用药宜甘缓，而不宜过于辛散。

桂枝去芍药加蜀漆牡蛎龙骨救逆汤用于治疗心液丢失过多，心阳受损，心神被扰，出现精神惊恐、狂躁不宁而坐卧不安的主证。现代多用于治疗躁狂抑郁症、恐惧症、精神分裂症等症见心悸者。

桂枝去芍药加蜀漆牡蛎龙骨救逆汤与桂枝甘草汤均可治疗心液丢失、心阳受损者，相比之下，前者心阳受损程度更重，以致阳虚生痰，蒙遏心神，出现"惊狂"或"卧起不安"的虚烦之象。痰热扰心也会有"惊狂"表现，那么，该如何选方呢？适用此方的患者，脉多虚弱或细数而浮，为虚烦；而痰热扰心患者，脉多滑数或弦滑，伴见谵语、面红目赤、发热、咯黄黏痰、舌红、苔黄腻等，为实热，可由此鉴别。

奔豚病常发为心悸，《伤寒杂病论》中桂枝加桂汤、奔豚汤、苓桂枣甘汤三方均可用于治疗奔豚病。区别在于，桂枝加桂汤中加重桂枝用量，以加强平冲之力，用于治疗因误用发汗药物而导致心阳虚衰、体内寒气上逆引发的奔豚证；奔豚汤被看作由小柴胡汤演变而来，方中葛根、黄芩清少阳郁热，常用于治疗少阳郁热之奔豚证；苓桂枣甘汤属苓桂剂，多用于下焦水饮上逆所致奔豚证。三方各有侧重。

关于治疗心悸的经方，除了上述提到的常用方，还有一个让人意想不到的方子——麻子仁丸。2023 年 7 月，门诊有位患者，频繁出现心悸，发作时伴胸闷，曾服用"胺碘酮、速效救心丸"等，效果均欠佳。心电图提示偶发室性早搏。患者来诊时面容焦虑，每次发作时便觉得自己"活不了了"。大便偏干已多年，小便频数，其左脉明显偏弱，右脉有力，符合阴虚阳盛之象，脉证结合，考虑此为阴虚阳盛所致便秘，予麻子仁丸服用 1 周。患者复诊时说："这周一次心悸都没有发作过！"这是典型的从调畅中焦来治病的例子，中焦畅通，诸症皆除。

治疗心悸的经方还有真武汤、茯苓甘草汤、茯苓四逆汤、半夏麻黄丸等。"观其脉证，知犯何逆，随证治之"，不必拘泥于某一症状，只要辨证准确，治疗心悸，如麻子仁丸这般亦有立竿见影之效。

经方治疗"双心疾病"

双心疾病是指心血管疾病合并情感障碍，且两者相互影响，即出现与不良情绪或心境相关的心血管躯体症状，伴或不伴器质性心血管疾病的情况。《黄帝内经》中所阐述的"心主血脉"与"心主神明"是双心理论的基础。临床上双心疾病多归于胸痹、心悸、不寐和郁证、脏躁、百合病等范畴。经方治疗双心疾病具有优势，根据患者的具体病情、体质进行个体化治疗，可以调节患者情绪和减轻症状。

因双心症状来诊的患者，常见以下几类：①主诉以胸闷、胸痛就诊，自己怀疑有心脏病而感到忧虑不安，或因生活节奏过快，心理压力大，情绪不佳，而出现心悸、胸闷、气短等症状，但经过检查没有发现任何器质性病变。②有器质性心脏病，也接受过治疗，但因对其治疗及预后理解偏差，出现焦虑、抑郁，再发或加重心脏不适症状。常用的经方有柴胡加龙骨牡蛎汤、八味解郁汤、大柴胡汤、甘麦大枣汤等。

1. 柴胡加龙骨牡蛎汤　是古代治疗精神神经心理疾患的常用方。《伤寒论》曰："伤寒八九日，下之，胸满烦惊，小便不利，谵语，一身尽重，不可转侧者，柴胡加龙骨牡蛎汤主之。"患者多抑郁、焦虑，表情淡漠，疲倦貌，主诉以自觉症状为多，如心悸、胸闷等，体检无明显器质性病变，多伴有睡眠障碍，食欲减退，大便干或溏，双手寸、关脉弦。

2. 八味解郁汤　是四逆散与半夏厚朴汤的合方，能缓解心理压力所致的躯体症状，如头痛、肌肉紧张等。长时间压力大，会引起自主神经紊乱，甚至发生胸闷、恶心、呕吐及腹泻和胃胀痛等症状。患者多为"柴半体质"，情绪波动大，多思虑，紧张不安，主诉多且表情丰富，自觉躯体症状明显，常自诉心悸、胸闷，怀疑自己有冠心病，症状多随情绪变化而变化。

3. 大柴胡汤　是古代常用方。《伤寒论》记载："太阳病，过经十余日，反二三下之，后四五日，柴胡证仍在者，先与小柴胡。呕不止，心下急，郁郁微烦者，为未解也，与大柴胡汤，下之则愈。""郁郁微烦"反映了患者因为气郁而烦，常表现出心情抑郁、善太息或心烦易怒等不良情绪。

4. 甘麦大枣汤　是治疗脏躁的主要方剂。《金匮要略》记载："妇人脏躁，喜悲伤欲哭，象如神灵所作，数欠伸，甘麦大枣汤主之。"《绛雪园古方选注》提出："小麦，苦谷也。经言心病宜食麦者，以苦补之也。心系急则悲，甘草、大枣甘以缓其急也，缓急则云泻心。然立方之义，苦生甘是生法，而非制法，故仍属补心。"此方广泛用于治疗抑郁症、精神分裂症、神经官能症、围绝经期综合征等情志相关疾病，患者平素可表现为情绪焦虑、委屈欲哭、大怒或精神刺激后出现心悸、胸部闷痛不适等症。

双心疾病的主要辨证要点是情志不畅，心神不安，继而出现心血管疾病相关的症状。临床上，灵活运用经方，配以心理疏导，可获佳效。

高血压之舒张压高的经方治疗

舒张压指心室舒张末期血压降低所达到的最低值，又称"低压"。临床上，仅舒张压升高亦可诊断为高血压，它是心血管事件发生的危险因素。

为什么会出现舒张压升高呢？舒张压升高的患者大多见水饮内停或肾气亏虚两种类型。这些患者血压升高往往与先天因素无关。饮食不节、外感六淫、七情内伤或运动失宜，损伤脾胃，发为水饮内停型高血压；久者，肾气亏虚，发为肾虚型高血压。

水饮内停型高血压患者，常以头晕、头蒙为主诉，低压升高，多伴有心悸、胸闷、气短、水肿、大便不成形等症状，体型大多偏胖，舌暗胖、边有齿痕，苔腻，脉弦。可选用茯苓泽泻汤治疗。茯苓泽泻汤出自《金匮要略》："胃反，吐而渴欲饮水者，茯苓泽泻汤主之。"

有一位男性患者，面色正常，体型偏胖，高血压4年，现服"缬沙坦胶囊"控制，血压波动于135/（95~100）mmHg（1 mmHg约等于0.133 kPa），伴心悸，头晕，咽部不适。纳可，眠差，入睡困难，大便不成形，每天2~3次，小便正常。舌暗胖、有齿痕，苔腻，脉弦，双关脉太过。诊断为水饮内停型高血压，给予茯苓泽泻汤，利水化饮。服药后1周，血压降至130/（80~95）mmHg，心悸亦改善。

肾虚型高血压患者多见头晕、乏力、腰酸、腰痛，或伴有胸闷、气短、眠浅易醒等症状，舌淡红、苔薄，脉弱。可选用肾气丸治疗。肾气丸出自《金匮要略》："虚劳腰痛，少腹拘急，小便不利者，八味肾气丸主之。"亦有"夫短气，有微饮，当从小便去之，苓桂术甘汤主之，肾气丸亦主之"。此方于大量滋阴药中少佐补阳之品，意在沟通肾中阴阳之气，肾气充则血压得控。

一位女性患者，近1个月发现每天下午4点血压升高，通常为

（130~140）/（95~105）mmHg，伴颈部不适，平素口服硝苯地平缓释片。自诉既往有低血压史，纳可，眠差，眠浅易醒。舌淡红、有齿痕，苔薄腻，脉弱。诊断为肾虚型高血压，予肾气丸。服药1周后血压下降至130/（75~90）mmHg，眠浅情况较前好转，对中药疗效满意。

　　如上所述，舒张压升高的高血压可从水饮内停和肾气亏虚两方面进行论治。除了运用中药治疗，还应及时调整生活方式，清淡饮食，调畅情志。

经方奇效治鼻炎

鼻炎是鼻黏膜感染性或非感染性炎性疾病，分为急性与慢性两种，临床上慢性鼻炎患者较为常见。

慢性鼻炎发病机制复杂，与解剖结构、遗传及环境等多种因素有关。西医常见的治疗方法有鼻用糖皮质激素、抗组胺药和抗白三烯药、免疫治疗、外科手术治疗及对症治疗。但该病大多反复发作，传统治疗方法有一定局限性，新的安全有效的方法亟待补充，而经方潜在的疗效或可成为突破点。

《素问·金匮真言论篇》讲"西方白色，入通于肺，开窍于鼻，藏精于肺"，《灵枢·脉度》讲"肺气通于鼻"，以上均提示肺与鼻窍息息相关，治疗鼻腔炎症可由肺入手。

桔梗元参汤出自清代名医黄元御《四圣心源》，尤其擅长治疗"肺气郁升，鼻塞涕多者"。肺气之郁，总由土湿而胃逆，胃逆则浊气填塞，肺无降路，此时使用桔梗元参汤通肺气、和中焦，则疾病愈。

门诊曾见一名4岁患儿由受凉感冒引起鼻炎复发，打喷嚏，流清鼻涕，鼻塞，食欲减退，大便偏干。小儿脾常不足、肺常不足，易受邪侵。予以桔梗元参汤通肺气、和中焦。半个月后患儿复诊，鼻塞、流清涕已明显减轻，食欲增进，大便正常。此方药性和缓，方中选药多为药食两用，最适小儿。人体气机升降失调，才会鼻塞，通中焦之气，九窍皆合。

麻黄附子甘草汤、吴茱萸汤也是治疗慢性鼻炎的高效方。一位患者患慢性鼻炎多年，只要受风、受凉，鼻塞、流涕、头痛不适等症状就会明显加重，影响生活和工作。予以麻黄附子甘草汤合吴茱萸汤，仅仅20天，慢性鼻炎基本痊愈。

半夏厚朴汤常用来治疗痰气郁结之梅核气，如《千金方》云："咽中帖帖，如有炙肉，吐之不出，吞之不下。"其对鼻炎亦有奇效，有时可合用小柴胡汤，效果更佳。一位患者感冒后 3 个月一直反复鼻塞流涕，夜间加重，咽中有痰不易咳出，稍有口干、口苦，舌淡红，苔腻。予以半夏厚朴汤，又因鼻塞、流涕反反复复，缠绵不愈，可以理解为"往来寒热"，遂合用小柴胡汤，服药半个月，鼻塞、流涕全无。

笔者读《素问·气厥论篇》颇有感悟，"胆移热于脑，则辛頞鼻渊。鼻渊者，浊涕下不止也"，此载鼻渊之病因病机多为"胆移热于脑"，症见鼻塞、流涕、鼻酸、头痛。因此笔者予方基本思路是排脓、化痰、通气、止痛。结合患者本身阴阳偏正，经方组合联用，效果绝佳。

经方治疗鼻炎，效果显著，既有效减轻患者痛苦，又有良好的远期效果，不易复发，临床值得大力推广应用。

治疗咳嗽的经方

咳嗽是一种常见的呼吸道症状，由于呼吸道黏膜发生炎症或受到异物、刺激性气体等刺激后引发的一种保护性反射。咳嗽有助于清除呼吸道分泌物及异物，但频繁、剧烈的咳嗽会给患者带来很大的痛苦，甚至影响患者的工作、学习与休息。

身边很多朋友都经历过感冒后反复不愈的咳嗽，严重者可持续数月。中医治疗咳嗽有独到之处，特别是经方在治疗感冒后咳嗽方面，多能达到立竿见影的效果。

治疗咳嗽的经方有很多，如麻杏石甘汤、小柴朴汤、玄麦甘桔汤、苓甘五味姜辛汤、桂枝加厚朴杏子汤、泽漆汤等。

1.麻杏石甘汤 出自《伤寒论》："发汗后，不可更行桂枝汤。汗出而喘，无大热者，可与麻黄杏仁甘草石膏汤。"《伤寒论讲义》云："麻黄配石膏，清宣肺中郁热而定喘。石膏用量多于麻黄一倍，借以监制麻黄辛温之性而转为辛凉清热之用；杏仁宣降肺气，协同麻黄以治喘；甘草和中缓急，调和诸药。"其方证为咳嗽，烦渴，有汗或无汗，舌苔薄白或黄，脉滑而数。常用于治疗感冒、上呼吸道感染、急性支气管炎、肺炎、支气管哮喘。陆渊雷云："麻杏甘石汤之主证为烦渴、喘咳。凡支气管炎、支气管喘息、百日咳、白喉等，有烦渴、喘咳之症者皆治之。"

2. 小柴朴汤 是小柴胡汤和半夏厚朴汤的合方。《伤寒论》中小柴胡汤谓："若咳者，去人参、大枣、生姜，加五味子半升、干姜二两。"此为伤寒言，治疗咳嗽，往往获效。陈修园在《医学实在易》中指出："余临证以来，每见咳嗽百药不效者，迨去杂书之条绪纷繁，而觅出一条生路，止于《伤寒论》得之治法。"半夏厚朴汤多用于咽痒、咽干或者咽喉异物感。小柴朴汤常用于治疗咳嗽伴咽痒、胸闷、精神紧张或对外界环境过敏者。

3. **苓甘五味姜辛汤**　为治疗寒饮咳嗽的常用方。症见咳痰量多，清稀色白，或喜唾涎沫，胸满不舒，舌苔白滑，脉弦滑。患者体内寒水停滞，病情迁延难愈。门诊患者张某，感染新型冠状病毒后遗留咳嗽、气喘，遇冷加重，易困乏，给予苓甘五味姜辛汤，服后咳嗽明显好转，无痰，气喘消失。

4. **桂枝加厚朴杏子汤**　出自《伤寒论》："太阳病，下之微喘者，表未解故也，桂枝加厚朴杏子汤主之。"此方适用于"桂枝体质"，感冒后出现自汗、畏寒，口不渴，咳嗽有白痰，气喘，可用此方。

5. **泽漆汤**　记载于《伤寒论》："咳而脉沉者，泽漆汤主之。"亦有"脉得诸沉，当责有水，身体肿重"。脉沉，里有水饮，肺失宣降，气上而咳。原方泽漆量大，消痰逐水之效佳。适用于剧烈咳嗽，水肿，身体困重，脉沉者。门诊患者孙某，咳嗽半个月，反复发作，轻微气喘，下肢水肿，脉沉弦，给予泽漆汤，不到 2 周，咳嗽已无，水肿消失。

用经方治疗咳嗽，结合患者体质、舌脉，方证相应，岂有不效之理？

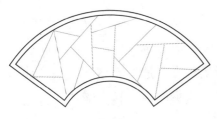

经方故事

省疾问病，有的放矢

门诊上常常会遇到一些这样的患者，他们总觉得候诊时间太久，轮到自己看病时又觉得医生诊治太快，总在踏出诊室后的一段时间"三进三出"，唯恐遗漏了哪个关键症状，有时候还会在方子开好后，满脸疑惑地盯着医生问："医生，您开药了吗？"

不知从何时起，每位来看中医的患者似乎都期冀着医生坐下与其促膝长谈，近到今天早上吃了什么饭，远到患者小时候在哪片池塘边被一只虫蜇过，然后追溯至今，像是摆了一本自传在医生面前，让医生自己找重点。之后还要静静地等待医生对自己的病情做出一篇临床分析报告，报告结束后医生最好还能做一下总结，只有这样，患者才会觉得好像非常透彻地给医生讲清楚了自己的情况，否则医生就是不够了解自己。

然而真的需要聊这么多吗？当然不是。医生在为患者辨证选方的过程中，脑海里已有自己的思路，而且这些问诊思路是通过临床实践不断提炼出来的，更是无数个效验医案精准处方的关键一环。医生问诊的每一个问题都不是凭空问的，也不是乱问的，而是在自己的大脑中形成了一个体系、一个树状图，层层递进，逐渐在问诊的过程中进行排除，最后确定一个最适合的方子。方子确定后，剩下的就是微调，而确定下来的这个方子其实就是针对患者的一个整体调理，所以患者"三进三出"所说的星星点点根本改变不了整个方子的治疗方向。

那么，具体主要问哪些呢？每个医生都有自己的思路，所以问诊也不尽相同。对我而言，当患者说出自己的主诉后，关键靶标已明，依据这个靶标即可展开问诊。

曾经有一位女性患者，心前区不适，症状反复发作，当我思索如何选方时，她说了很关键的一句话："我老是觉得自己饿，想吃东西，但是吃了之后又胃胀。"当她说出这句话的时候，我就觉得已有目标，这不就是《外台》茯苓饮对应的症状吗？接着继续验证，看看舌头，摸摸脉，舌体胖大、有齿痕，脉沉弦。果不其然，关键指征及舌脉佐证出来之后，再去问早、中、晚哪餐后胃胀明显还有意义吗？其他兼见症状简单了解一下即可，所以哪里还需要促膝长谈？完全可以言简意赅。后来复诊告知，疗效甚好。毕竟是方对证嘛，不效不行！

再说另一个关于失眠的例子。大家都熟悉《伤寒杂病论》中黄连阿胶汤和酸枣仁汤的条文，"少阴病，得之二三日以上，心中烦，不得卧，黄连阿胶汤主之"，"虚劳虚烦不得眠，酸枣仁汤主之"。从条文看，说的都是心中烦，睡不好觉。那如何在接诊过程中区分两者呢？

首先，在患者面部及唇部特征上对其进行一个大致的区分。黄连阿胶汤证患者一般都是口唇颜色较红，有热象，晚上虽然睡不好觉，但是在整体交谈过程中还是处于一种良好的精神状态，双目有神；而酸枣仁汤证失眠的患者则看起来无精打采，眼神暗淡无光。

其次，再对两者的"烦"进一步区分。形象一点来说，黄连阿胶汤证的"烦"是烦自己，自己独处就烦，但是和人打交道不烦；酸枣仁汤的"烦"是见人就烦，但自己独处不烦。当确定了这两点，问诊思路也就有了大方向，围绕着主要区别点，如平常容易上火吗？大便情况如何？自己烦？见人烦？围绕主题"有的放矢"地问几句，方子不就出来了？

因此，在问诊过程中，医生与患者的交谈要讲究有的放矢。问得多了就是医生给自己织了一张网，困住了自己的思绪；问得少了，医生的用方证据就不够了。对于患者来说，医生问，患者来答，学会跟着医生的思路说出自己的病情，这样就足够了。

医先医己

在门诊结束的时候经常会有学生抓住空闲时间说："吴老师，我不舒服。"这个时候如果学生病情不是特别紧急，我更倾向于让学生自己给自己看病，自己给自己开方子。一来学生是最了解自己的人，对自己身体的变化了然于胸；二来这是学生树立信心、锻炼自己的一个好机会。自己给自己开方，可以在自己身上尝试每个方子到底功用妙在何处，同时也能够更深刻地体会每个方子的特点，从自己身上积累属于自己的临床经验。

我时常问学生："大家最近给自己开过方吗？"慢慢地，得到的肯定回答多了起来，反馈也都还不错。最开始的是半夏散及汤，研究生一年级的一个学生咽痛，当日门诊结束，开启了"全师门会诊"。

问："咽痛什么时候开始的？"

答："昨天早上起床时感觉喉咙有一点儿痒，没在意，晚上回宿舍就有点儿痛。"

问："是整个咽喉痛，还是一边痛？"

答："整个喉咙痛，又感觉痒痒的，想咳一咳。"

问："觉得喉咙热吗？"

答："不热，我觉得从昨天开始到现在身上还有点怕风。"

问诊结束，他们锁定了《伤寒论》中治咽痛的方子——甘草汤、桔梗汤、苦酒汤、半夏散及汤。继续听他们往下说："摸了摸脉，浮脉，轻取即得，又有点怕风，其他症状也没有热象的表现，属于寒证，于是就敲定了半夏散及汤。因为半夏散及汤主治寒邪咽痛。"果然不差，三剂未完便已见效。对于他们的感悟与分析，我也很是认同。

大家其实可以换位思考一下，假如自己是一个无任何医学背景的人去医院看病，在完全不了解各个医生的情况下，是如何选择医生的呢？我想医生的年龄肯定是选择的一项标准。那为什么会以年龄来选择呢？因为在我们的潜意识中，年龄等于资历，资历等于经验，经验等于能力。所以从上述的关系中我们可以看出，经验在医生的职业生涯中有着举足轻重的作用，于是上述命题"从自身积累临床经验"成立，具有实际意义。

那么如何从自身积累临床经验呢？答案就是我之前提到的，自己给自己看病。在给自己看病的过程中，你会主动地进行思考，思考这个方子的功用，思考类似方子的鉴别点，同时还可以体会人体在中药作用下进行正邪交争的过程。这样以后在患者询问服药期间可能出现的反应时才能游刃有余，毕竟亲身经历过的人最有发言权。

因此，不妨从感冒发热开始，试着运用中药解决。想象自己是诊室来的一位发热患者，模拟一下问诊，问问自己，发热多长时间了？有汗没汗？咳嗽吗？怕冷吗？口渴吗？有痰吗？白痰还是黄痰？有鼻涕吗？一套下来，在每一个问题后边逐渐排除，最后将用方确定下来。比如说你现在正发热，非常怕冷，没有汗，也不咳嗽，无痰，就是单纯的发热，摸摸自己的脉，又轻取即得，麻黄汤嘛！要是在上述症状上加上喘呢？加上头疼呢？还用麻黄汤吗？麻黄汤服下去，多久可以发汗呢？你要是忽冷忽热的话可以用什么方子呢？要是出现咳嗽的话可以用什么方子？……

慢慢地，从自己身上开始，你会逐渐学会感冒问诊的侧重点在哪里，患者服药后可能出现什么反应，提前给患者交代。举一反三，比如自己最近肠胃不好，吃了饭易腹胀，怎么治？最近熬夜比较多，老觉得自己心悸，服什么中药调一调？之后你的尝试就可以扩大范围了，给父母调一调，睡不着的、老做梦的、肚子胀的、胃痛的、胸闷的、腰疼的，等等。以自我为中心向亲戚扩散，逐渐扩大自己的治疗圈，积累自己的治疗经验，同时把自己和周围亲朋好友的身体也调得棒棒的，一举多得。

因此，当拥有在课堂上学到的理论后，就是有了临床中最底层、最基本的知识建构，熟记这些建构或许并不难，但是学会在这些建构上一砖一瓦地筑起自己的临床大楼，还是要靠实实在在地应用。从哪里开始应用？从自己开始！

医者，医心也

"医乃仁术"，中医之"仁"是通过医者体现出来的。作为医者，需心怀天下世人，疗人之病，解人之痛，暖人之心。要想成为一名良医，不仅要有一颗治病救人的心，更要有理解患者痛苦的同理心。正所谓"医者，医心也"。

从医这么多年，发现许多患者在就诊时存在急躁的心态，比如一些被失眠折磨到精神崩溃的患者，因为罹患抑郁症而对未来充满绝望的患者，还有因疑难杂症长期寻医未得疗效的……他们总是眉头紧锁、满面愁容，来到诊室把医生当作"救命稻草"。如何使治疗取得事半功倍的效果，是每个医者的必修课。人是一体两面的，有思想、有情感，其健康与疾病都会受周围环境的影响。而作为医者，就不能单单以治疗疾病为主，还需要在心理上给予患者治疗。

在接诊的患者里，有位女士让我记忆深刻。她30多岁，体型肥胖，面色发黄，头发稀少，大眼，双眼皮，手黄，手面皮肤出现明显角质化；有高血压病史，近来心悸明显，血压不稳，总是控制不住地想"自己的心脑血管是不是有什么大问题"，强烈要求住院全面检查。我听完其主诉后，遂问："近期血压不稳是发生什么事了吗？"她转头看向旁边的家人，眼神游离。这时一旁的家人抢先一步说道："大夫，我来说吧，家里有长辈因血压高，突发脑梗进重症监护室了，她非常担心自己也……"我注意到其情绪低落，遂问："平时情绪怎么样？容易委屈、想哭吗？"话音未落，就见患者已落泪并伴随抽泣声。

询问得知，患者平素思虑较多，担心自己年纪轻轻身体就垮掉等。门诊查心电图未见异常。在安抚其情绪的同时，亦告知其整体病情无须住院，打消其忧虑，并嘱现阶段无须忧虑过多，积极笑对生活，安心服药皆能好转。遂予五积散调理体质，合甘麦大枣汤纾解情绪。二诊时患者血压平稳，情绪亦明显好转，脸上早已没有初诊时的惶恐与不安，说话语气也轻快了许多。

可见在治疗之前，对每一位患者进行心理疏导，抓病之主因，打消其疑虑，比治疗本身更为重要，也会使医者的治疗更为有效。当然，对于某些顽固疾患，或是因长期就医疗效欠佳的患者，要注重患者情绪的纾解，要能洞悉患者的心思、性格，适人、适时地一把将患者从惶惑的深渊中拉出，使其得到心理上的解脱，从而心悦诚服地接纳经方的治疗。

每每见到患者由忧愁转为心安、由疑惑转为开朗时，最令人动容。半个月前坐诊时，遇到的一位因失眠辗转多地寻医无果的中年女性患者，其脸色暗黄，缺乏光泽，一脸愁容。诉其情绪激动时，易出现胸骨处疼痛，紧张时亦明显，按之稍疼，伴胸闷、气短，腹部按压有抵抗感，眠差，入睡难。查心电图基本正常。与之交谈发现其情绪易紧张，另诉易焦虑。因此，予八味解郁汤加味，而并未多做其他检查。但患者仍带着疑惑焦急地问："医生，我这还能好吗？喝汤药多久才能见效呀？"见此情形，我一般都会在言谈笑语间开导患者，纾解其心情，消除患者对病情的担忧，进而使其放松紧绷的精神之弦。后来随访得知，患者服药后情绪较前明显平稳，胸闷、气短等症状也好转大半。再来门诊时患者精神面貌焕然一新，已无初诊时的忧容，心态也平稳许多，患者的感激之情溢于言表。

医者，先医心，只有让患者对后续治疗充满信心，才能使其更好地配合治疗，病情才会好得快。一位出色的医者，不仅要有精湛的医术，更要有能与患者进行有效沟通的能力，纾解其情绪，懂得为患者着想，那么治病救人往往能达到事半功倍的效果。

治"病"的情绪

当生活中感受到令身体不舒服的症状时，常称为"生病"，那令人不舒服的情绪呢？"病"的情绪常被忽略，直到出现"病"的症状，才可能被重视。

有位中老年女性患者初次来我处就诊时，明显处于焦虑状态，眉头不展，语速较快，讲自己去了很多医院，做了很多检查，说了一句让人印象很深的话——"浑身都是病，各种结节与囊肿"。感受到她焦虑不安的状态，我告诉她："不要着急，慢慢说，既然您来找我看病了，就证明您有信心身体会变好的，也相信我，身体状态会越来越好的。"虽然她并没有立刻放松下来，但语速稍缓了些。其体型偏瘦，有高血压、高血脂、糖尿病病史，睡眠不佳，口服"安定（地西泮）"也只能休息 2 小时，常夜半潮热汗出，口鼻干燥，食欲减退，腹胀，舌尖疼痛明显。大便偏少，有排不尽感。

当随诊学生要对其既往检查单进行拍照留存（以便后续完善门诊病历）时，她表现得非常警惕，直接拿走检查单拒绝拍照。其语速很快，言语迫切，眼睛灵动，语言生动，自觉症状多，为典型的"柴半兼夹体质"，给予八味解郁汤加味。开药时我按常规开了 7 天。她将信将疑地说："我吃过很多药，药物有效没效，我一吃就知道，不要开那么多，开 3 天就行。"我知道她对我不完全信任，想先开 3 天试试。我笑着告诉她："可以的，3 剂就会有效。您整体状态会有所改善，各种不舒服都会缓解，咱们中医中药的疗效都是经得起检验的。"

患者再次就诊时，刚进门就说："我不会网上挂号，前几天就来医院挂您的号了，结果您没有坐诊。今天一大早就来了，没想到竟然还排得这么靠后。"她虽抱怨，但眉头舒展，语声轻快，我便问道："服药之后感觉怎么样？有好些吗？”她说服药后睡觉明显比之前安稳了许多，虽然2小时后还是会醒，但也能再次入睡了，而且大便量也增多了，整个人都感觉轻松了不少。她还拿着上次的检查单，但这次很积极地让随诊学生进行拍照。开药的时候我问道："这次想要开几天的？""您来决定，开多少天都可以。"离开前还主动加了我们的微信群以便交流与沟通。之后患者服药很及时，"五一"期间专门来门诊开心地表示自己已恢复如常，准备出行游玩。

患者第一次到诊室时焦虑、不信任的神态给我留下了深刻的印象。有些患者就诊时常心存疑惑或者不信任，主要是对该病了解不多，内心恐慌无处诉说。对医生来说，要设身处地地了解患者"病"的情绪，及时给予其鼓励和安慰，让其燃起战胜疾病的信心，再辅以药物治疗，双管齐下，自然效果好。疗效看得见，患者自然松弛下来，乐意配合医生，执行治疗方案，顺理成章地完成治疗疾病的过程。

经方擅解焦虑、抑郁

门诊量大时，一上午能有五六十个患者，平均下来每个患者只有三四分钟的门诊时间，医生须在这么短的时间内迅速把握每个患者的病情。然而，焦虑、抑郁的患者常常把自己的症状描述得很繁杂，毫无章法，这时如何精准抓住重点、迅速对症、开出高效方，显得尤为重要。那么，擅用经方看病就是一条不可多得的"捷径"。

门诊上曾有这样一位患者，中年女性，其刚进门就表现得非常焦虑，看见我就像抓住了一根救命稻草一样，刚坐下就喋喋不休，描述不知是压力太大还是为何，总是心中发慌，睡不着觉，口服安眠药、枣仁安神胶囊等药物后都没有太大的效果，不但睡眠没有改善，还加剧了心中发慌症状，已经持续1个多月了，很是困扰，说着说着就潸然泪下，甚至想要跪下，说一定要救救她，她已经看过很多医生了，但都没有太大的效果。

遂先嘱咐她去查心电图，结果显示正常。她又诉平素易气短，自觉忽冷忽热，四肢发凉，平素纳可，二便正常。察其舌、诊其脉后，予以炙甘草汤合甘麦大枣汤加味。并嘱其心情放松，心脏本身没有毛病，就是精神太过紧张，越是焦虑，症状越会加重。但她的焦虑显而易见，刚喝一次药就反馈没有明显改善，遂嘱她再服药观察几天，不要着急。服药3天后她打电话反馈，语气比来门诊时好多了，委屈想哭的情况也没有了，自诉药吃了3天症状就有七八成好转，心里很是感激。

炙甘草汤可治疗阴阳两虚者，重在滋阴养血、益气复脉，对气虚血少而呈"心动悸"之精神疾病，施之疗效甚好。此患者严重焦虑，心中发慌，又见气短等症状，均为气虚血少、心无以养所致，故予炙甘草汤以气血俱补、养心安神、通阳复脉；合之甘麦大枣汤，可治疗"喜悲伤欲哭"者，又能改善心神不安、精神紧张忧虑、心悸、失眠等症状。两方方证与此患者症状均相符，自然疗效不差。

另有一位青年男性患者，面色暗沉，就诊全程表情都很淡漠，也没有眼神交流，自诉因生活、工作压力较大，已经失眠3个多月了，也知道自己焦虑、抑郁，之前去看过精神心理科医生，经过疏导之后有所缓解，但现在仍觉得心悸、胸闷、焦虑、抑郁、出汗较多，每天情绪都很低落。

察其舌脉，舌质淡红、胖大、有齿痕，苔腻，脉涩滞，给予四逆散加味。嘱其放松心情，觉得压力大时就和朋友一起出去散散心，把压力释放出来，身体健康最重要。服药后患者胸闷、气短明显好转，情绪也较前舒畅不少。

四逆散是疏肝解郁的基础方，本案患者因压力大导致情绪不佳，进而出现焦虑、抑郁、失眠，故予四逆散。

现代人压力大，很容易产生焦虑、抑郁的情绪，而焦虑、抑郁又容易导致多种伴随症状，如心悸、失眠等，进而大大降低生活质量。经方中不仅甘麦大枣汤、四逆散可治疗焦虑、抑郁，百合地黄汤、半夏厚朴汤、温胆汤等亦可发挥同等奇效，临床中抓主证开方，加上心理疏导，双管齐下，可获良效。

半夏类方解情郁

当今社会越来越"卷"，来自生活、学习、工作等各方面的压力和挑战很容易让人们陷入负面情绪的旋涡中。如果没办法平衡情绪与压力之间的关系，适时采取合适的方式进行排解与疏导，负面情绪将会损害人们的身心健康。这些人群中有一部分人属于"半夏人"，用半夏类方治疗其负面情绪，效果尤佳。

2022 年 2 月，门诊上来了一位年仅 14 岁的小姑娘，体型适中，大眼睛，双眼皮，双眼灵动，情绪不稳定，易紧张，是典型的"半夏人"。因家中遇事后出现心跳加速等不适，在当地医院查心电图提示心率偏快，180 次 / 分（静息状态），服用"美托洛尔片"后缓解。平时手脚冰凉，容易晕车、恐高。予半夏类方——温胆汤为主方治疗后，基本痊愈，已经可以正常上学了。

近日门诊时，这位姑娘又来了。我对她的印象很深，随即问道："这次来看什么呢？""吴教授，我最近情绪特别低落，又出现心口刺痛，胸口还有点堵，像是有东西压着，平常偶尔还会出现心悸、冒虚汗。"遂问她："情绪低落是发生了什么事情吗？"她开始滔滔不绝地讲："这次月考成绩不理想，名次较上次周考明显下滑，而且现在不管遇到什么事，就算再伤心也哭不出来，哭不出来的感觉反而更难受。"查心电图未见明显异常。我安慰道："成绩起伏很正常呀，不要给自己太大压力，要学会释放压力，课余时间可以多去跑跑步，分散一下注意力，还可以提高免疫力呢！"这次还是以温胆汤为主。

门诊上这类患者很常见。再比如，一位 46 岁女性患者，体型适中，面色偏黄。一进诊室就开始向我描述她的病情："昨日我心口一直痛，深呼吸的时候感觉更明显，休息后才感觉稍微缓解一点。"边说边补充，还不忘打开手机备忘录，生怕自己遗漏了重要信息。"还有，我出汗很厉害，动不动就出汗，尤其是额头和后背，衣服都湿了。"她神情紧张地问："吴教授，我这个情况到底严不严重呀？需不需要住院治疗？"门诊查心电图未见明显异常，她仍是一脸忧虑："吴教授，检查结果怎么样？还需要住院吗？"该患者主诉多，表情丰富，易敏感、多虑，受外界影响较大，符合"半夏人"的性格特点，予八味解郁汤治疗。我说："你的情况不需要住院，别担心，药给你开好了，服药后一切都会慢慢地改善。"话音刚落，患者眼眶瞬间红了起来，眼泪止不住地往外冲："过来看诊前我都已经做好住院治疗的准备了……"再次嘱患者保持良好情绪，勿过度忧虑。

在临床上因情绪致病、病情加重的患者并不少。《灵枢·本脏》载："志意者，所以御精神，收魂魄，适寒温，和喜怒者也……志意和则精神专直，魂魄不散，悔怒不起，五脏则不受邪矣。"可知人的精神心理活动状态的好坏在决定是否发病方面起着重要作用。

在用半夏类方治疗"半夏人"的情郁之病的同时，还要嘱咐患者保持情绪平和，尽量不要情绪过激。一张好的经方加上适当的情绪疏导，二者兼顾，才能使经方发挥更好的疗效，使患者"情畅病除"。

奔豚病，皆从惊恐得之

门诊有一位 60 岁左右的女性患者，个子不高，胖胖的，经常陪她看病的是她的两个儿子，一家人态度都很温和，说话的时候笑眯眯的。记得第一次来诊是 2023 年 5 月，2 个月前患者感染甲型流行性感冒后出现心悸、胸口憋闷等症状，持续不解，当时给予我临床常用的经验方——茯苓宽胸方，服药 1 周就好转许多，后又坚持巩固 2 周左右，回访已痊愈。

2023 年 7 月，患者再次来诊，胸闷、心悸这些症状基本上没有了，最近又出现胃痛、胃中烧灼感，总觉得腹中有气往上走；另外天气热，再加上孩子放假在家，比较吵闹，感觉脾气比之前急躁不少；最近 1 周常做噩梦，易被吓醒。听到患者这样描述，我不由得想到《金匮要略·奔豚气病脉证治》中记载："奔豚病，从少腹上冲咽喉……皆从惊恐得之。"这不就对号入座了吗？"常做噩梦，易被吓醒"正对"皆从惊恐得之"！

奔豚汤可看作是小柴胡汤演变而来，其中李根白皮代替柴胡而降奔豚气，另有黄芩清少阳郁热。此方可治疗失眠、头晕、心悸、胸痹、胃痛等病症。患者情绪急躁，胃痛、胃中烧灼感，自觉腹中有气往上冲等，遂予此方。1 周后患者复诊，"易被噩梦吓醒""有气往上走"之症比之前明显减轻。最近出汗比较多，在上方的基础上加用一些补心阴、益心气的药物继续调理。

那么"奔豚"到底是一种什么症状？豚即小猪，奔豚意为奔跑的小猪，描述的是一种状态。患者常会描述"自觉腹中有气上冲""有气上撞至胁肋部""气上走致咽部不适"等，甚则上冲之感可延至头面五官部，出现头晕、头蒙、眼花等症状。《伤寒论》中介绍本病"皆从惊恐得之"，又如《黄帝内经》所言"惊则气乱"，可表现为胸闷、心悸、咽部不适、头晕、腹中痛等诸多症状。

《伤寒论》中治奔豚的共有3方。其一是奔豚汤，用于少阳郁热之奔豚证。其二是茯苓桂枝甘草大枣汤，《伤寒论》第65条曰："发汗后，其人脐下悸者，欲作奔豚，茯苓桂枝甘草大枣汤主之。"茯苓桂枝甘草大枣汤针对的是下焦水停、水饮上逆所致奔豚证，不论是欲作奔豚还是已发奔豚，都可以应用，适用于胸腹部有明显悸动感的患者。其三是《伤寒论》第117条的桂枝加桂汤："烧针令其汗，针处被寒，核起而赤者，必发奔豚，气从少腹上冲心者，灸其核上各一壮，与桂枝加桂汤，更加桂二两也。"用于治疗阳气虚衰、寒气上逆引起的奔豚证，方中加重桂枝用量以加强平冲之力。三方均可治奔豚，所治之奔豚又不同。

后世医者从"皆从惊恐得之"多有启发，认为此方还可用于精神、情志类疾病，包括抑郁症、心脏神经官能症、更年期综合征等。这也是有些人将"奔豚病"称为"怪病"的原因。这类患者做检查多没有异常，都是自我感觉症状，像"腹中有气上冲"，去医院做检查是查不出来的。不过也无须过于担心，"怪病"自有"怪方"治。

调体妙用小建中汤

在网络信息飞速发展的当今社会，碎片化养生、保健类信息布满网络，有时也难免会因一孔之见而矫枉过正。父母作为孩子健康的最强护航者，往往会因过度担心孩子身体健康而将各种信息生搬硬套来使用，失于考虑个人体质差异。

中医临证讲究方证相应，亦有体质的辨别，不同的体质及症状，调理方案自然不尽相同。也可以说，中医临证时的处方是为每个人量身而定，避免了一概而论。

有一次我在门诊遇到了一对满带愁容的父母带着腹痛的儿子前来就诊，小孩 7 岁，免疫力差，来诊时面黄体瘦、肤白，平素易腹痛，鼻塞，食欲差，挑食，大便干。近 2 年来，遍历各种检查及治疗仍不见好转，身高也比同龄人差很多，现寻求中医调理。

仔细询问得知，孩子平素容易感冒咳嗽，稍不注意就生病，食少也不容易消化，经常哭诉胃脘部阵痛，得温及按压后可缓解，大便干结，更甚时 1 周 1 次，容易出汗，注意力不集中，易疲劳，晚上睡眠不安等。腹诊发现腹壁薄，肌紧张，没有底力。问孩子是否喜欢甜食。话音未落，妈妈就斩钉截铁地说道："孩子饮食我最有发言权，也一直在研究，绝对没有吃甜食，平时也很注重他的饮食，之前看公众号说甜食热量高，不利于集中注意力和学习，因此很少让他吃甜食，因为消化不好也很少吃肉。"听到这里，我反问之"不喜欢吃"和"不吃"等同否。此时爸爸叹了口气说："他妈妈不许吃荤，我们也只好跟着全吃素了。"妈妈没有再说话。我告知他们，孩子成长期正是需要补充营养的关键期，全素的饮食结构最终只可能导致孩子营养缺乏、体质差，免疫力也会随之下降。如今网络发达，获取信息便利，网上获取的信息不一定适用于每个人，是否合适还要看体质，要做到个体化养娃，否则，容易做一些无益于孩子身心健康的事而不自知。

根据方证相应原则及体质辨证，予小建中汤调理。2周后来诊，妈妈一进诊室就开心地说道："大夫，您太厉害了！2年来我儿子腹痛几乎没停过，自从吃了您开的中药，饭量多了，也没再听他讲过腹痛。"爸爸又补充："药后汗多、大便干好转，晚上睡觉也安稳了许多，真是太感谢您开的神方了！"效不更方，继续巩固调理。

真的是"神方"吗？是，也不是。用错了，自然不是；用对了，当然是了。小建中汤可以调理体质，服药后孩子食欲增进，腹痛消失，睡眠、大便改善，抵抗力自然也就增强了，其他的疾病往往也会绕道走。小建中汤适用人群为体瘦、肤白之人，对于以腹痛为典型特征的全身性疾病，同时伴有大便干结、喜甜食等体质特征的疗效甚好。不仅仅是小建中汤，其他很多经方的应用亦如此，识方证、辨体质，治病愈人，无往不胜。

用好经方，治好失眠

2023年4月，一位老病号带着邻居来到门诊，患者身材适中，面色偏暗，无光泽。询问患者："您哪里不舒服？"其还未来得及回答，陪同的老病号非常激动地开口说："吴教授，我是您之前的病号，也是睡不着，还头痛、牙痛，在您这里拿了2周的药，症状明显改善了，睡得着了，头也不痛了，牙痛也好了。我邻居也深受失眠困扰，所以推荐她来找您调理一下。"听到老病号反馈之后，我甚是欣慰，既为帮其解除病痛而感到欢喜，又对患者的信任和认可感到荣耀。

该患者自诉被失眠困扰多年，每天入睡都非常困难，甚则辗转反侧，彻夜难眠，即便睡着，也较轻浅，易醒，且醒后无法入睡，每晚睡眠不足2小时，平时口服"阿普唑仑片"也仅可勉强入睡3小时，严重影响正常生活，多地求医问药，均未见明显效果。患者边描述边流泪。继续询问患者得知其平时多思虑、易焦虑，口干，情绪不稳定，偶尔会有心烦，容易委屈，疲惫、乏力、提不起精神，易出汗，大便稍干。

患者入睡困难，反复颠倒，彻夜难眠，易醒，口干，伴见心烦，出汗，焦虑。纳可，大便干。舌质淡，苔净，脉弱。遂给患者开了酸枣仁汤合四逆散。2周后复诊，询问患者："睡眠好些了吗？"其欣喜若狂地感叹中医的神奇："好了，能睡着了，好久没有睡过这么踏实的觉了！"服药后晚上有困意了，可从晚上10点睡至第二天早上6点，白天精神状况佳，焦虑情绪亦缓解。见患者开心得手舞足蹈，我亦十分欣慰。

失眠，即中医的"不寐"。酸枣仁汤出自张仲景的《金匮要略》，主治"虚劳虚烦不得眠"，是治疗血虚失眠的名方，常用于治疗虚劳性失眠。以方测证可知，此方治疗劳倦或思虑太过所致虚烦、失眠症状，临床多见于因长期不能得到有效睡眠，而易疲惫倦怠、提不起精神或稍劳则累的患者，还可伴见心悸、汗出等症，一般多见舌质淡，苔净，脉细弱。遇到这类患者，予酸枣仁汤，则阴血得补，心神得养，心烦、失眠症状自然缓解。

现代社会，由于压力及工作紧张，无论男女老少，经常会有肝气郁结、情志不畅的临床表现，而四逆散具有疏肝解郁、调畅情志之功，临床应用机会非常多，适用于性格内向、易担心忧虑、非常注意细节、较为敏感、情志不畅者。本案患者合用四逆散，情志得畅，心中痛快，这样病就好了一半。

经方在临床中具有重要的应用价值和指导作用。用好经方，方对证者，疗效可期。正如林亿所说："尝以对方证对者，施之于人，其效若神。"

六味地黄丸治疗小儿抽动症

2023年7月，门诊来了一对父子，男孩父亲专门带他从浙江过来看病。男孩十几岁的样子，长得白白胖胖，说话也很积极主动，就是时不时地身体抖动、面部抽动。男孩父亲说这种症状已经持续3年多了，一直辗转于各大医院，中药、西药都吃过，觉得哪里有一点希望都会跑过去给孩子看病，但都没有效果，毕竟才十几岁，不想让这种症状跟他一辈子，说是网上看到我写的文章后，觉得经方很不错，就过来试试。

男孩舌质淡，舌体胖大，平时爱吃凉的。因为平时比较怕热，脾气也不太好，注意力也无法集中，精神状态也不太好，手掌脱皮，喜欢咬指甲，脾气急躁，咽痒，入睡困难，大便偏干。他的脉很弱，跟他的体格很不符合，给他开了钱乙的六味地黄丸。

2周后复诊，男孩父亲说抽动症状跟之前比有改善，睡眠也好多了，很是感激，让他们又看到了希望。六味地黄丸可以治疗阴虚，患者热象很明显，脉弱又表明不是实火，故予六味地黄丸以治根本，继以六味地黄丸为底方加减用药，巩固疗效。

小儿为稚阴稚阳之体，各方面都尚未发育完善，容易出现"虚"的症状。宋代儿科医家钱乙在《小儿药证直诀》中写道："肝常有余，脾常不足，肾常虚。"根据小儿生理病理特点，素体禀赋薄弱，肾精不足，阴虚火旺，再结合"肝常有余"，常见多动难静、脾气急躁易怒、注意力不集中、面红目赤等症状，因此常用平肝息风类药物来治疗。

然而，本例患者的治疗却抛开了天麻、钩藤、石决明等平肝息风类药物，但用六味地黄丸，为何能取效？只因中医讲究辨证论治，针对肾阴虚之小儿抽动症的治疗，六味地黄丸显然是最佳选择。

六味地黄丸最初是钱乙用来治疗儿科疾病的，由张仲景的肾气丸演变而来。肾气丸常用来治疗成人肾阴不足，但小儿阳气足，所以钱乙认为可以减去桂枝、附子这两味益火的药，制成六味地黄丸，避免小儿吃了温热药物而适得其反。另外，方中将生地黄换为熟地黄，以去除生地黄之寒，却保留其滋阴之力。

　　六味地黄丸是治疗肾阴虚的名方，现代已不仅仅用于小儿，很多人将其作为补品使用，但六味地黄丸是药品，不是补品。药品有明确的适应证，用法用量也有明确规定，应当结合中医辨证选择，切不可随意服用。

书中自有"神仙方"

我常鼓励学生多读经典、多学习，这是一个以自我为主体的提升过程。在这个过程中，每个人都会踏进自己的"黄金屋"，找到自己的"颜如玉"。对医生来说，在学习经典的过程与实践中，不仅能感受到古人的智慧，更能不断发现经方所展现的令人叹为观止的疗效和化腐朽为神奇的力量，如临"神仙方"的知识殿堂。

那为什么说书中装满了"神仙方"呢？这就不得不从临床上说起了。其实，临床上很多学生自己很难摸清学习中医的门道，在现代院校教育的背景下，大家在课本中学到的辨证体系比较繁杂，逐渐迷失于脏腑辨证、阴阳辨证、气血津液辨证等万花丛中。如何走出一条捷径呢？其实《伤寒杂病论》早已给我们指明了方向。

《伤寒杂病论》用药选方直截了当，用药证据充足后，立马以方主之。举个门诊上的例子，有一位患者说自己总是容易心悸，晚上要趴着睡才能够有所缓解。你是不是觉得这句话平淡无奇？凭这一句话是开不了方、出不了药的？错。如果你熟悉《伤寒论》条文，你会发现，恰恰就是这一句话，我们不仅能够开出方来，而且还相当精准，那就是——桂枝甘草汤。《伤寒论》第64条记载："发汗过多，其人叉手自冒心，心下悸，欲得按者，桂枝甘草汤主之。"是不是很形象？患者趴着睡心悸就好些，是不是"叉手自冒心……欲得按者"的另一种表达？用药几天后，果不其然，桂枝甘草汤效佳！

真正走上临床，你会发现，《伤寒杂病论》等经典中的方子，在临床上能解决大问题，而解决这些问题的关键在于熟读经典，熟悉每个方子的抓手。例如，之前有一位患者说，老觉得自己的小肚子发凉，像是有风往里吹一样。这个发凉有风感就是选方的重要抓手。《金匮要略》曰："妇人怀娠六七月，脉弦发热，其胎愈胀，腹痛恶寒者，少腹如扇，所以然者，子脏开故也，当以附子汤温其脏。"其"少腹如扇"，就是抓手，选方附子汤。再比如苓桂术甘汤之"起则头眩"，泽泻汤之"其人苦冒眩"等，这些重要抓手，临床屡试不爽。

那么，我们应该如何做才能找到这些"抓手"呢？答案就是反复读经典。只有读经典，读熟了，读透了，临床上见到了，才能够信手拈来。患者来了，症状说了，方也出了，效果有了，自然能得到此乃"神仙方"的赞誉！

越婢类方之神效

门诊有一位青年男性患者，偏胖，一进门就看见其眼睑浮肿明显。患者诉眼睑肿有 2 周了，这几天腿、脚也开始肿了，觉得不太对劲，就去医院检查了。检查后也未见明显异常，今来诊想用中药调理调理。又诉最近精神状态不太好，肿的地方偶尔还会痒，稍有汗出，平素纳眠可，二便正常。脉象表现为浮数，予越婢汤加味。

1 周后复诊，患者诉服药 1 剂后水肿就有所减轻，精神状态也有所好转，小便量变多了，再服几剂药后水肿明显消退了，身上也不痒了，出汗也不明显了，也没有特别不舒服的地方。大家都知道，越婢汤可治疗"一身悉肿""脉浮不渴""自汗出"者。该患者眼睑、腿、脚水肿，汗出，脉浮数，方证相应，故予之，1 剂即见效，不可谓不神奇。

还有一位年过六旬的患者，体型偏胖，双脚水肿明显，双下肢颜色暗红，症状已经持续 1 周多了，之前双下肢一直有静脉曲张，原本患者觉得没多大事，就没想着来医院看。近 2 天脚肿逐渐加重，有点影响走路，还有些乏力，这才让家人带着来医院看病，想吃中药调理。我按了按他的脚背，呈凹陷性水肿，按压后疼痛，平素纳眠一般，大小便正常，脉象上双手溢脉明显，给予越婢加术汤加味。

1 周后患者如期复诊，脚肿已明显减轻，按压后仍有疼痛。家人说服药第 3 天脚肿就明显好些了，现在吃饭、睡觉也比以前改善。其原本打算让患者住院治疗，没想到中药效果这么好，药刚吃完就带着他又来了。遂予原方继续调理。越婢加术汤方证要点为水肿、汗出、乏力、双手溢脉。该患者脚肿，乏力，双手溢脉明显，诸症相应，故疗效明显。

越婢类方在临床上应用非常普遍。另有一家三口经常一起来门诊，一直是孩子母亲在看病，用中药调理后好转了不少，孩子父亲看到疗效这么好，也想让我开点中药给他调理调理。他自诉多汗已经有 20 余年了，年轻时就爱出汗，动或不动都会出汗，衣服、床单经常被汗液浸湿，手心、身上经常是潮湿的，也去过很多地方诊治，都没有效果，后来就没有再治了。除了多汗之外，晨起眼睛肿胀明显，觉得提不起精神来，口干、口苦，平时喝水量大，予越婢加半夏汤。

复诊时，汗出已较前明显减轻，患者很震惊地说："以前看病开的中药大都是十几、二十几味药，这次仅仅六味药效果就这么好！"我笑着说："这个方是专门为您打造的，效果当然好！"《金匮要略》载："咳而上气，此为肺胀，其人喘，目如脱状，脉浮大者，越婢加半夏汤主之。"患者晨起眼睛肿胀明显，长期出汗，精神不佳。"眼睛肿胀"不就是"目如脱状"的另一种表达吗？给予此方，疗效大好。

越婢类方中因含有麻黄，不少中医医生避而远之，殊不知其疗效甚优，也正因方中含有麻黄，我多嘱咐患者注意服药时间，以免影响睡眠。应用越婢汤、越婢加术汤、越婢加半夏汤等方时，多有水肿，或汗出，或乏力等症状。临床选方，方随证变，定能收效甚好。

"拖家带口"来看病

2023 年 8 月，门诊来了一对体型偏胖的姐妹，两位都是 40 岁左右的中年女性。

妹妹说："2 个月前发现血压升高，伴心悸，服用降压药后血压降下来了，但心悸没有好。"问诊号脉后，我认为并无大碍，中药调理便可缓解。但是患者神情很紧张，坚持要求做心脏和脑部的全面检查。姐姐也是紧紧相随："医生，还有我，您看我需要做什么检查？"于是，只好给二人开具了相应的检查单。

门诊上经常会被这样问，但基于患者病情考虑，检查实属不必。可是在患者的一再要求下，只能开些相应的检查，这个时候给予检查是能治疗患者"心病"的。快下班时，两人带着检查结果返回诊室，果然没事，告知她们放下心来。

问妹妹平时情绪怎么样，只见妹妹眼泪"哗"地一下流下来。《金匮要略》曰："妇人脏躁，喜悲伤欲哭……甘麦大枣汤主之。"甘麦大枣汤很适合这类患者。而姐姐因从事销售相关工作，平时压力比较大，情绪易急躁，故在甘麦大枣汤基础上合用舒畅情志之四逆散。根据用药经验，估计两姐妹用药后心情都会舒畅一些。

1 周后两姐妹复诊，一进诊室，便能觉察到她们整体状态较放松。妹妹欣喜地说："医生，我心悸好多了，心情也比之前舒畅许多，爱哭的情况几乎没有了，整体感觉轻松多了！现在大便也成形了，肚子也觉得比之前舒服。"姐姐情况与之前相比也大有改善。

由于两人都感到治疗效果不错，于是这次带来一个 10 岁左右的小女孩就诊，其是妹妹的女儿。小女孩 1 年前肚脐周围长了许多暗褐色的斑疹，经常发痒，最初没在意，以为是和家中小猫玩耍后出现过敏，后来蔓延至后背、上肢。1个月前在当地医院皮肤科就诊，吃了一段时间的药后斑疹消退，停药后又反复发作。仔细询问，平时容易怕冷，这是表邪未解的表现，再结合症状、舌脉，给予桂枝麻黄各半汤。1周后随访得知，其斑疹颜色已经明显变淡，瘙痒亦随之消失。

还有一位年轻男性患者让我印象深刻。该患者于新型冠状病毒感染后出现胸闷，坚持中药调理1个月左右，不适症状已基本无。再次复诊时，其带着一群人涌入诊室，询问得知是家里人看到他用中药调理后效果非常好，都想用中药调理，这才带着奶奶、父母、姐姐等人一大早从家里赶来。

奶奶已85岁高龄，近2周纳食欠佳，食后胃胀、胃痛，心悸，活动后气喘。心电图、心脏彩超等检查均未见异常。结合舌脉辨证后给予"心胃同治"的经方黄连汤。父亲经常出现腹泻；母亲高血压；姐姐平时胃肠功能较差，再加上近期备考，压力较大，常会出现腹胀、恶心呕吐等不适。分别给予相应的经方治疗，均取得佳效。这些都是很常见的一些症状，方证相应，用中药调理自然可以取效。

门诊上经常会遇到这样的患者，首次就诊一个人，再来便是"拖家带口"，或是家人，或是朋友。看到患者愿意把至亲的人交给我，这是对我的信任，也让我不由得感叹经方的魅力。身为中医临床工作者，应充分发挥中医药的独特优势，也希望在经方的帮助下，越来越多的人不再受疾病的困扰！

药简效宏麻附辛

2023年4月，诊室里"闯"进来一位女士，想让我提前帮她诊疗。因正在为另一位患者诊治，便简单和该女士交谈了两句，稳定其急躁情绪后，告知其按次序就诊。十几分钟后，轮到该患者。她还未坐下，已经给我留下了一个直觉印象：情绪紧张，易急躁，面色黄白，双臂紧抱，表现出怕冷的症状，从诊室进来的几步路，竟走得有些吃力。还未等我开始诊治，该女士首先开口："吴教授好，我去年在您这儿治疗过心悸，吃了半个月的药就好了，最近我又不舒服了，赶紧来找您给看看。"

我仔细看了看这位患者，表情紧张，颈部微微出汗，说话有些气力不足，甚至略微有些颤抖。我问她是否怕冷，她回复说："就是特别怕冷！10天前还感冒了一次，现在感冒不严重了，但还是怕冷，尤其是后背和肚子。后背不敢见一丁点儿凉风；肚子更娇贵，吃一点儿偏凉的食物，立马就会腹泻。"

患者的这番话描述得全面、具体又形象，我考虑其属于阳虚体质，治疗当以温经散寒为主。察其舌脉，舌暗，苔腻，脉沉紧。从六经辨证看，当属少阴病。据《伤寒论》第301条："少阴病，始得之，反发热，脉沉者，麻黄附子细辛汤主之。"结合该患者的刻下症，虽未见发热，但表现出一派阳虚阴盛的症状，故予麻黄附子细辛汤（简称麻附辛）。

《汤头歌诀》云："麻黄附子细辛汤，发表温经两法彰；若非表里相兼治，少阴反热曷能康？"《成方便读》亦论此方云："方中附子以助少阴之阳，温阳救逆，细辛以散少阴之邪，祛风止痛，麻黄以达太阳之表，辛温发散……此以表里相通，一理耳。"患者虽然还有前胸、后背发痒，腰部乏力，继而情绪不佳，易急躁，但若把主要问题解决，其他症状可随之而愈。基于此，单用麻黄附子细辛汤。

5天后，学生对其电话随访。患者开心地说道："中药效果不错，从喝药第二天开始，我的病就有了明显好转！现在更是好多了！情绪也跟着好转了！还有两天半的药，等喝完了再去复诊。真是太感谢你们了！"

　　正如患者所言，很快又来复诊了，再次向我表达了感激之情。我笑着说："不用感谢我，要感谢就感谢我们老祖宗传下来的这么好的方子。别看只有三味药，用对了，效果却是非同一般。并且兼顾您的体质，坚持调理，身体也会越来越棒！"

　　该患者的成功诊治，增强了我传承经方、使用经方的信心，感慨张仲景选方用药妙不可言。

调体治病柴苓汤

很多人表示在感染新型冠状病毒之后，会出现"火烧身""水泥鼻""刀片嗓"等表现。虽然这些症状大多在1周左右能缓解，然而有些人却在感染新型冠状病毒后很长时间依旧感觉身体不适，甚则肉眼可见地变得虚弱。有一部分人群，稍失调摄，就可能出现头痛、腹泻、疲乏等症状，还特别容易过敏。

门诊上有位患者，就是新型冠状病毒感染治愈后出现乏力，容易心悸，在当地医院查心电图、心肌酶均未见明显异常，查肺部CT提示肺部炎症，自诉乏力明显，心悸，头晕，稍微动一下就大汗淋漓，晨起口干、口苦，食欲减退，还容易失眠。舌暗，苔腻，脉弦。予柴苓汤12剂。2周后复诊，患者诉身上有劲儿了，也有精神头儿了，并且心悸、头晕症状减轻，发作次数减少，食欲增进，眠差改善。又予原方，续服。

这位患者感染病毒后，免疫系统被打乱，也就是正气受损，此状态下，容易出现各种"体虚"症状。正如《黄帝内经》中说："正气存内，邪不可干，邪之所凑，其气必虚。"因此，要特别重视恢复期的治疗，打造一身"正气"，提高自身免疫力。

柴苓汤是小柴胡汤与五苓散合方。古往今来，此方既能治疗发热性疾病，也可用来调理慢性病，不仅有效，而且安全。小柴胡汤顾护正气、防止邪气侵入；五苓散温阳化气、利湿行水。二者合用，补虚固本，用此方治疗新型冠状病毒感染后体虚恰如其分。因此，柴苓汤亦被称为"天然免疫调节剂"。

柴苓汤不仅可以治疗新型冠状病毒感染后体虚状态，还能用于亚健康或慢性病的调理。长期处于竞争状态或生活在高压环境，或作息不规律、饮食不合理，经常会有疲劳乏力、睡眠不佳、食欲减退、头晕头痛、情绪烦躁、抑郁、记忆力减退、反应迟钝、脱发、肥胖、便秘等表现，而体检报告会显示有不少指标呈现"临界点异常"。

以上亚健康状态属于免疫力下降所致，人体虽然没有发病，但身体已有危害因素存在，它们就像埋伏在身体中的定时炸弹，如不及时清除，随时可能爆炸。其中，白领阶层是亚健康状态的主要人群。若具备食欲减退、口渴、大便不成形、小便不利等特征，可能有使用柴苓汤的机会。

奇妙无穷之栀子豉汤

随着生活节奏的加快和社会竞争压力的增大，"焦虑""失眠"已成为当下热门的话题，而且焦虑已不再是一个形容词，而是许多年轻人的生活常态。

那么，如何对抗工作、学习与生活中出现的焦虑、心烦、失眠、多梦等诸多症状呢？

门诊曾有位23岁的姑娘让我印象深刻。她是过了就诊时间后气喘吁吁跑来的最后一个患者，戴着口罩，一直环顾诊室四周，眼神飘忽不定，透露着焦虑和不安。她摘了口罩，其面色暗黄，嘴角有溃疡。不等我开口问诊，她就开始说："大夫，我最近1个月失眠老严重了，总是做梦，时不时还有心悸、心烦，每次醒来都感觉很累，做事也不能专心，学习效率也不高，我要怎么办呢？"

问其平素饮食习惯，她说："爆辣火锅经常吃，更喜欢冷饮，但最近饮食不太好。"接着又说："晚上睡觉时总翻来覆去想事情睡不着，睡着了也不安稳，总觉得胸口不畅，也说不上来哪不舒服，我这种情况还有解决办法吗？""放心吧，有办法！吃上中药会调理好的。"正准备开处方时，患者又焦急地说道："大夫，据说中药见效慢，那我的失眠和焦虑什么时候能好？""放心吧，给你开个秘方，有奇效，先开3剂，尝试一下。"遂予之栀子豉汤，并嘱咐："要学着接受生活中的一些不如意，明白困难和压力也是生活的一部分，困境也只是一时的，你一定会好的。"只见姑娘用力点了点头，紧锁的眉头似乎也舒展了些。

时隔2天姑娘再次来到诊室，与第一次就诊明显不同的是，眼睛有神了，心烦、焦躁的心情也缓解颇多，睡眠有改善，夜里翻来覆去的情况明显好转，不安感也减轻了，要求继续中药调理，效不更方，继续巩固治疗。

该患者虽然在倾诉病情的过程中说了很多，但其主证已然明了——焦虑，心烦，失眠，辗转反侧，难以名状。可见里有郁热，结合舌脉，与栀子豉汤"心中懊恼""虚烦不得眠"方证高度契合，服药3剂整体病情即明显好转。

说起栀子豉汤，它也是门诊常用的一个小方子，别看方小，却用途广、疗效好。总结其方证有：虚烦不得眠，心中懊恼，难以名状，或胸中窒，心下濡；或心中结痛，饥不欲食；但头汗出；或反复颠倒，舌苔黄腻。此方对于过敏性哮喘、食管反流等疾病，亦显奇效。本方仅2味药，却奇妙无穷。可见，把握方证相应原则，经方之效宏、力专，自然不在话下。

经方临床实战录（第2辑）一

神奇的大柴胡汤

大柴胡汤是著名的经方，《伤寒论》载其方证为"呕不止，心下急，郁郁微烦""汗出不解，心下痞硬，呕吐而下利""按之心下满痛"。临床上多用来治疗消化系统疾病，如肝炎、胆囊炎、胰腺炎、胃炎、便秘等，当然，又不限于消化系统疾病。

某天，门诊来了一位中年男性患者，体格壮实，面宽，肩宽，颈部粗短，胸宽厚实，上腹部饱满。自诉心悸2周多了，每次发作持续3~5分钟，休息可缓解，于当地医院检查后未见明显异常，服用"稳心颗粒"和"美托洛尔片"，效差。进一步询问其还有什么不适。患者说容易烦躁、发怒，高血压、糖尿病病史多年。当下主要是心率快、心悸难受，严重影响日常生活。伴口干、口苦，喜饮水，多食易腹胀。大便偏干、便难，小便急、频，夜间易起夜。舌红、苔腻、脉弦数。按压其上腹部，有明显抵抗感。给予大柴胡汤加味。

2周后患者又来到门诊，我询问服药后效果怎么样。患者十分欣喜地说："效果非常好！为我解决了一大难题！我总是出差，这病太耽误事儿了。但神奇的是吃了2周药，心悸就明显减轻了，发作次数也减少了，甚至一整天都不发作。血压也稳定了，现血压为120/77 mmHg。便秘也有所缓解。"另外诉自己加上了运动，每日行走打卡。我夸其配合得不错，加上适当运动，更有利于病情改善。

再举一例。一位中年女性，身高164 cm，体重75 kg，体格壮实，面宽，肩宽，颈部粗短，胸宽厚实。看其体型就知道是个"大柴胡汤人"。还没说几句话就咳嗽，自诉咳嗽已经3年多了，每于受凉后加重，咽痒，少痰，找很多中医调理过，效果都不太明显，很是困扰。考虑她之前找过中医调理，止咳药该用的都用了，所以选择从体质入手，按了按上腹部有抵抗感，给予大柴胡汤加味。复诊时咳嗽已明显减轻，之前是未见其人先闻其咳嗽声，这次诊疗全程没再咳嗽。患者本人对疗效表示很满意。

大柴胡汤体质特征：体格壮实，面宽，宽胸脯，颈部粗短，肥腰身，上腹部按压抵抗感。通过观察患者的体貌特征，结合上腹部充实饱满、按压有抵抗感，甚至有压痛，患者伴或不伴食欲减退、食后易腹胀、口苦、大便干或便秘等症，基本上可以确定该方。

肾气丸的适用体质状态

门诊上有位 21 岁的男性患者，总是失眠，一周有四五天都辗转反侧，难以入睡，早上起不来，还伴有头晕。自诉半年前因备考开始出现上述症状，起初偶有入睡困难，自行服用"褪黑素"，勉强维持睡眠，后来愈发加重。

患者说话时总是不敢正视他人，皱着眉头。其母补充说，儿子一直怀疑自己没有高中时聪明了，比较焦虑。患者平素纳可，观其面黑，舌瘦薄、偏暗红，苔薄，脉弱，予肾气丸加味。复诊时睡眠已明显好转，入睡较前快，情绪有所舒缓，精神较前改善。其母异常开心，本对治疗不抱希望，却奏捷效，患者也对治疗有了信心。

肾气丸能治失眠吗？可能很多医者都认为不能。其实，大部分经方不仅仅是针对症状的，还可以调理患者的体质状态，这是应用经方的另一层境界。当患者具有明显的体质特征时，就可以从患者体质入手，改善患者的身体状况，病症自然也会消失。

那么，肾气丸体质状态是一种什么样的状态呢？一般来说，处于这种状态的人，脸色偏黑，主诉不一，常见头昏、胸闷、气短、心悸、疲乏、腰酸等症；食欲多正常；舌体多瘦薄，或偏红；脉弱，尤其是左尺弱，或空大，重按无力。

尽管身体有所不适，但食欲一般不受影响，说明体内有虚火。为什么会有虚火呢？快节奏的生活和工作，身体和心理的巨大压力，还有作息不规律、长期熬夜，这些都会消耗阴血，即积劳阴亏，阴阳失衡，内热旺盛，自然就会出现各种"上火"的表现，其实就是常说的"阴虚火旺"。

而肾气丸正是一个滋阴降火的方子。肾气丸是滋补肾阴之方，而非补肾阳的。如果把肾比作一盏灯，肾阳好比灯火，肾阴就是灯油。用肾气丸好比往灯里添油，而用附子、桂枝则好比往灯芯上加火。所以综合来看，这个方子就是用很多的阴药把那么一点的阳药带进去，就是补"少火"。笔者认为，"少火"可以让脏腑功能越来越好，同时亦可升发其阳气，阴液得到阳气的帮助，则源源不竭，即"阳中求阴"。

反观本案患者，处于备考阶段，天天盯着书本，脑子在思考问题，精神亦一直处于紧绷状态，暗耗肾内阴精。阴精受损，则阴不配阳，阴阳失衡，阳气上浮。而且阳热之性会进一步耗伤阴液，导致阴液更虚，形成恶性循环。这就是肾气丸体质状态。

根据体质状态用药，亦可应手取效。

养心益胃黄连汤

俗话说："要想心脏好，脾胃先养好。"脾胃状态不佳时，心脏会受到影响。那会有什么临床表现呢？

曾有一位女性患者来诊，刚进门就说："医生，快帮我看看，严重不严重？""您感觉哪里不舒服？""就是胸口闷，感觉呼吸不畅。""还有没有其他不舒服？吃饭、睡觉怎么样？""没什么食欲，吃一点东西就觉得腹胀，不能吃凉的，甚至吃一点生冷的食物就肚子疼。感觉肚子特别怕风，上班骑电动车肚子都发凉。觉也睡不着，是不是心脏有什么问题？胸闷得受不了，老是需要深呼吸才觉得稍微舒服点。"

诊脉发现，其脉偏虚缓，仔细观察患者，体型偏瘦，皮肤白皙细腻，但无光泽。以上四诊合参可知，患者病不在心脏，而在脾胃，遂结合体质，予黄连汤治疗。并嘱其放宽心，按时服药，病情会好转。

5天后电话回访，患者非常惊讶中药的疗效，说："完全没想到中医药疗效这么快，这么好。才吃两剂，就觉得好了一半，再吃几剂，感觉完全好了。以前认为中医调理起效慢，没想到我这么严重不到1周就好了。"黄连汤在这位患者身上大放异彩。

另一位64岁的女性患者来诊，就诊时情绪明显低落，自诉平时身体素质不佳，2个月前感冒后出现心悸、心前区"揪"痛，于当地医院诊断为"X综合征"。住院治疗1周，上述症状仍间断发作，每次持续2~3秒，其间活动受限，伴胸部灼热感，平时易紧张烦躁。没有食欲，进食后易烧心，遇冷空气或吹风时腹部冷痛明显。睡眠不佳，多梦，大便稀。舌暗胖，苔中后稍腻，脉弦细。

此患者体型偏瘦，皮肤细腻白皙、无光泽，腹部怕风、怕冷，同样给予黄连汤治疗。患者复诊时说："吴教授，这是什么神方？"我笑着说："这是一张为您打造的养心又益胃的妙方，现在是不是感觉好些了？""是的，好多了。我仅仅吃了1周的药，心悸、心前区疼痛减轻得有一大半。食欲也好了，不烧心了，感觉肚子怕冷、怕风也好点了，睡眠也明显改善。这方子实在太好了！"

黄连汤是临床上一张高频方，出自《伤寒论》，对于体型偏瘦，皮肤细腻无光泽，脘腹部怕风、怕冷，胃肠、心胸部不适的患者疗效确切。

五脏六腑病变均可影响到心，其中脾胃与心关系最为密切。脾胃为后天之本，气血生化之源，脾胃虚弱则气血亏虚，心失所养。同时，脾升胃降，是水液代谢的重要脏腑，脾胃失调则容易产生痰饮水湿。因此，调理脾胃亦即调心。原本治疗胃病的黄连汤用于治疗心悸、胸痹，疗效亦是非同一般。

养好脾胃，心脏自然无忧。黄连汤作为养心益胃经方中的万千一粟，疗效显著。《伤寒论》作为经方的合集，需要我们用心体会，认真研习每一个经方，获取其中的关键信息，进而在诊治疾病中获得事半功倍的效果，真切实现经方惠民。

一张好方——半夏泻心汤

现今随着人们生活越来越好，吃的东西越来越繁杂，胃部不适的患者也越来越多。半夏泻心汤为调理脾胃的经典名方，临床应用广泛，此方仅仅用于治疗消化系统疾病吗？其实不然。中医治病不仅仅在于病，更在于证。李小荣老师将半夏泻心汤的方证总结为12字口诀，即"唇舌红，痞而利，常溃疡，易烦躁"，实在是真知灼见。

2023年8月，门诊来了一位60多岁面色偏暗且唇舌红的男性患者，自诉胸部疼痛，每次持续几个小时，睡眠时不能平卧，偶有胸闷、心悸，伴反酸，以前有慢性胃炎史。平时脾气急躁，记忆力下降，大便不成形。曾在当地医院住院治疗，查心电图和心脏彩超均未见明显异常，输液和吃药半个月（具体用药不详），症状改善不明显，抱着试一试的态度来看中医。听完患者所说，结合唇舌红、苔腻，立马想到半夏泻心汤的方证，给予该方原方。

2天后患者微信告知："刚吃了2天，胸部疼痛明显减轻，反酸亦较前减轻，大便也比以前成形了，中医真的很神奇！"1周后患者复诊，欣喜地说："吴教授，找你真是找对了，在家治疗了这么久，效果都不太好，在您这儿喝了1周中药，就觉得全身轻松，胸部疼痛好转有八成，胸闷、心悸这1周都没出现，基本上没啥影响了。"我也很开心地回应道："这个方很适合你，不仅能治疗你的胸部疼痛，还能调理你的脾胃呢！让你想吃啥就吃啥，吃嘛嘛香。"患者开心地回复："这样太好了，真是找对医生了。"

半夏泻心汤是一张好方，所适用人群，往往唇舌偏红，舌苔偏腻，体质状态较好。此类人容易出现腹泻，除了上腹部不适，还有大便性状的改变，多见大便次数多或大便不成形。此外，又易上火，多有口腔溃疡，在叙述病情时，大多说话语速快、心烦急躁、满面愁容的样子。

　　半夏泻心汤虽被誉为"胃肠天下第一方"，在治疗胃病时使用频率非常高，但它的使用并不仅限于此。本案患者就是一个明证，虽然不是以胃肠症状为主要症状，而是以胸部疼痛、胸闷、心悸为主要症状，但该患者体貌特征特别符合半夏泻心汤12字方证（如文章开始部分所述），故用药后效果显著。因此再回过头来看，本方在临床上治疗消化系统之外的胸痹、头痛、失眠等病症，若收显效，不足为怪。

治疗湿胖赘肉的"神方"——五苓散

大家有没有发现，好多女性在进入中年之后，慢慢地肚子会变大，摸上去软绵绵的，体重也会逐渐增加，但明显不是实性肥胖，多数还伴有二便的异常。这就是常见的湿胖，门诊上这样的患者有很多。

2023年8月，门诊来了位这样的女性患者，50多岁，皮肤白皙，体型稍胖，自诉近几年食量没怎么变化，但体重一直不断增加，尤其是腹部变大明显，感觉肚子不通畅，晨起口干、口苦明显，喝水也不解渴，已便秘五六年，大便几日一行，每次如厕时都痛苦难耐，小便量偏少、色偏黄。察其舌发现，这是典型的痰饮舌，舌体胖大，有齿痕，苔腻，舌面上布满了唾液，脉濡滑。于是给予五苓散加味。

回访时，这位患者已经服了3剂药，患者大喜，说："吴教授，吃完2剂药后，我去上厕所，好多年没有这么顺畅了，感觉多年的宿便都排出来了，肚子格外轻松。"1周后，这位患者来复诊，还带来了她的朋友。患者频频道谢："吴教授，我这多年的老毛病终于找到根儿了啊，肚子顺畅了，身体也感觉轻了。"我也很开心地说："这个药还能减肥呢，把体内的水湿排一排，体重自然就下来了！"患者喜不自禁："那真是太好了，一举两得！"

患者的朋友也是这样的问题，腹部胀满，身体虚胖，舌体胖大，有齿痕，苔润稍腻，脉滑，同时身上怕冷，冬季手脚冰凉。用的也是五苓散加味。几剂药就病好大半，身体轻松，腹中畅快，后又加服几剂，基本恢复正常。

五苓散是张仲景治疗痰饮水湿的良方，患者典型的表现是"茯苓舌"，伴或不伴口渴、汗出、大便不成形、小便频。随着生活水平的提高，肥甘油腻所食较多，许多女性又酷爱瓜果冷饮，这些都很伤脾胃，脾失健运，湿从内生，水湿停积，造成腹部胀满，小便频或量多，水液不能布散，出现口干、口渴，喝水也不解渴等症状。

为什么说五苓散可以减肥呢？有句话叫作"肥人多痰湿"。胖人多胖的是水，通俗的说法叫作"湿胖""水胖"。五苓散具有很好的利水祛湿功效。如果我们把五苓散比作一个水库集团，那茯苓、猪苓、泽泻就是水库核心技术员，调控整个水库的闸门，保证顺利开闸放水，调节体内的水湿代谢平衡；白术、桂枝是水库维保员，维护和保养各个部件，确保水库工作有条不紊地进行，健护脾胃，调和营卫。五药合用，祛邪不伤正，小便得利，大便得通，体内痰饮水湿顺利排出，体重自然就降下来了。

在临床观察中还发现五苓散是"皮肤紧致剂"，面容肿满、身体臃胖的患者，服用五苓散之后，多余的水分排出，面部也会变得紧致，整个人显得年轻有精神。

五苓散被誉为"治水神方"，适合痰饮水湿患者，利水使身轻，身轻则肥减，肥减则皮肤紧致，达到一个良性循环，一举多得。

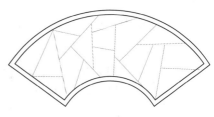

经方医案

八味宽胸方合当归芍药散调治胸痹案

患者： 刘某，女，27岁。身高158 cm，体重48 kg。体型偏瘦，面色晦暗。2023年5月4日初诊。

主诉： 渐进性胸闷8个月。

现病史： 8个月前患者无明显诱因出现胸闷，如有重物压迫，伴轻微胸痛，日常生活可耐受，于他院行心脏彩超示"左室射血分数（LVEF）34%"（未见报告），未系统诊治。胸闷呈进行性加重，影响日常生活。平素易感疲惫，自觉体虚乏力，来诊。

刻下症： 胸闷，微痛，有压迫感，伴见心悸，头晕，头痛。全身乏力、倦怠，眠差、易醒。纳可，二便调。舌暗淡，胖大，有齿痕，舌下络脉瘀暗，苔润，脉细弱。

既往史： 多发乳腺结节。

辅助检查： 心电图示窦性心律，心率81次/分，正常心电图。心脏彩超示左室功能正常。

诊断： 胸痹。

处方： 八味宽胸方合当归芍药散

茯苓30 g	杏仁10 g	甘草10 g	陈皮30 g
枳壳15 g	生姜15 g	丹参10 g	三七10 g
当归20 g	白芍10 g	川芎30 g	泽泻30 g
白术15 g			

7剂，水煎服，日1剂，早、中、晚饭后温服。

二诊（2023年5月11日）： 胸闷基本消失，睡眠较前改善。心悸、乏力、头晕、头痛症状缓解。偶有腹胀、腹痛，矢气多。颈项部不适。血压波动，自测血压110/92 mmHg。守一诊方，去陈皮、枳壳、生姜，合消瘰丸，加粉葛60g，14剂，水煎服，日1剂，巩固疗效。

【按语】八味宽胸方是笔者的经验方，由茯苓杏仁甘草汤合橘枳姜汤加丹参、三七组成。《金匮要略浅注》曰："胸痹病，胸中时觉气之阻塞，息之出入，亦觉不流利而短气，此水气滞而为病。若水盛于气者，则短气，以茯苓杏仁甘草汤主之，水利则气顺矣；若气盛于水者，则胸中气塞，橘枳生姜汤亦主之，气开则痹通矣。"再加丹参、三七活血化瘀之药对，气、血、水同调，畅胸顺气，以解患者胸闷之苦。患者偏瘦，平素易感疲惫，舌暗淡，胖大，有齿痕，苔润，有体虚血瘀之象。《金匮要略方论本义》言："夫人诸病，血气凝聚而痛作，以当归芍药散主之，生新血之中，寓行宿血之义。"《汉方入门讲座》云："运用本方……见神疲乏力，眩晕，耳鸣，肩疲痛，头痛，头重，心悸亢进，不寐等。不分男女，不限于身体之某一局部，应着眼于全身性为其目标。可作为改善体质之药物投用。"遂合当归芍药散，补血虚、散血瘀、祛水湿以调理体质。诸药合用，治病调体，药到病除。

白虎加人参汤调治汗证案

患者：陈某，女，73岁。身高152 cm，体重50 kg。体型适中，面色偏黄。2023年6月3日初诊。

主诉：汗出过多1年。

现病史：1年前患者出现多汗，颈部以上明显，活动后加重，伴后颈部发酸，于当地医院治疗，间断服用中药调理，效欠佳，来诊。

刻下症：汗出多，颈部以上明显，活动后加重，伴后颈部发酸，口干渴喜饮，无明显口苦，耳鸣，心烦，双下肢酸困无力。纳一般，易饥饿，眠可。大便干结，小便正常。舌红，苔腻、稍燥，脉弦。

既往史：中耳积液2年，行中耳置管术后1年。

诊断：汗证。

处方：白虎加人参汤

石膏30 g	知母20 g	山药30 g	甘草10 g
沙参15 g	浮小麦30 g		

颗粒剂，6剂，水冲服，日1剂，早、晚饭后温服。

二诊（2023年6月10日）：多汗缓解。后颈部发凉、心烦好转，耳鸣、双下肢酸困无力减轻。纳眠可，二便调。舌红，苔腻，脉弦。守一诊方，6剂，巩固疗效。

【按语】高士宗云："阳加于阴谓之汗，言阳气有余，内加于阴，阴得阳而外出，故谓之汗。"即体内阳气推动津液排出体外，谓之汗。患者汗出过多，津液受损，见口干、口渴欲饮、心烦、双下肢酸困无力等症，另结合患者舌红，苔腻、稍燥，遂予白虎加人参汤。正如《伤寒论》曰："渴欲饮水，口干舌燥者，白虎加人参汤主之。"清代尤怡《金匮要略心典》言："此肺胃热盛伤津，故以白虎清热，人参生津止渴。"用浮小麦代替粳米，益气养阴、补虚润燥。药后津气得补，诸症得减。

半夏泻心汤调治心悸案

患者: 董某,男,39岁。身高172 cm,体重65 kg。体型适中,面色稍黄。2023年5月6日初诊。

主诉: 心悸1周,加重1天。

现病史: 1周前患者无诱因出现心悸,每次发作持续3~5秒,活动后明显,休息后缓解,未予重视。1天前心悸加重,发作时心跳不能自主,持续数分钟后,汗出而止,伴头蒙、耳鸣,来诊。

刻下症: 心悸,发作时心跳不能自主,持续数分钟后,汗出而止,伴头蒙、耳鸣,血压135/95 mmHg,胃脘部胀满、易腹泻。纳可,眠差、入睡困难、易醒。大便不成形,小便正常。舌红,舌边尖红,苔腻,脉弱。

诊断: 心悸。

处方: 半夏泻心汤

半夏 15 g	黄芩 15 g	黄连 5 g	干姜 15 g
党参 15 g	大枣 20 g	甘草 10 g	

颗粒剂,6剂,水冲服,日1剂,早、晚饭后温服。

二诊(2023年5月12日): 心悸次数减少,头蒙、耳鸣好转,血压稍下降,胃脘部胀满、腹泻、大便不成形改善。纳可,眠差、易早醒。守一诊方,15剂,续服。

三诊(2023年5月28日): 心悸已无,大便已正常。头蒙、胃脘部胀满、腹泻好转,血压下降,睡眠改善。守一诊方,6剂,巩固疗效。

【按语】 患者眼神灵动,想象力丰富,描述病情生动形象,属半夏体质,适合用半夏类方。《金匮要略直解》载半夏泻心汤治"呕而肠鸣,心下痞者"。李小荣老师总结半夏泻心汤适用于"唇舌红,痞而利,常溃疡,易烦躁"者,可治疗上腹部不适、大便不成形,以及心悸、失眠等精神方面的症状。患者胃脘部胀满，平素易腹泻，大便不成形，符合"心下痞""痞而利"的特征。另见患者兼有心悸，眠差、入睡困难、易醒，可归属于精神方面的症状，加之舌红，舌边尖红，苔腻，予半夏泻心汤，药后诸症得缓。

柴胡桂枝干姜汤合当归芍药散调治皮疹案

患者: 高某,女,39岁。身高168 cm,体重57 kg。体型适中,面部红疹。2021年6月17日初诊。

主诉: 面部、双臂皮疹1年,再发2周。

现病史: 1年前患者受日光照射后出现面部、双臂皮疹,皮色不变、触之粗糙,无发热、水肿等症状,10余天后自行消退,症状反复发作,未予诊治。近2周上述症状再发,来诊。

刻下症: 头面部、双上肢皮疹,有瘙痒感,伴见皮疹处挠抓破溃,口干、口苦,恶冷食,月经量少,有血块。纳一般,眠差,入睡困难。大便不成形,小便正常。舌淡胖,苔厚腻,舌下络脉充盈瘀暗,脉弦细。

诊断: 皮疹。

处方: 柴胡桂枝干姜汤合当归芍药散

柴胡 15 g	桂枝 6 g	干姜 6 g	天花粉 10 g
黄芩 10 g	牡蛎 15 g	甘草 6 g	当归 10 g
白芍 10 g	川芎 10 g	白术 15 g	泽泻 15 g
茯苓 15 g			

颗粒剂,15剂,水冲服,日1剂,早、晚饭后温服。

1周后随访: 皮疹破溃消退,瘙痒感已无,尚未见复发。口干、口苦已无,睡眠改善,大便正常。

【按语】柴胡桂枝干姜汤可用于柴胡体质者,治疗小柴胡汤证,兼见大便不成形、心烦、易惊、胸腹动悸等症。柴胡体质之"往来寒热"不仅仅指身体上忽冷忽热,也包括对环境、温度等变化时的敏感反应。本案患者经日光照射后出现皮疹,反复发作,符合"往来寒热"的症状,兼见大便不成形、食欲减退、口干,予柴胡桂枝干姜汤。《痧疹辑要》中载:"疹之根源,乃毫毛之内,皮腠之间,因于寒,致血凝涩,其凝涩之血,散发于皮肤之外,则发而为疹。""血不利则为水",血虚则水盛,亦可发疹。当归芍药散适用于血虚、水湿内滞者。本案患者皮疹反复发作、月经量少,加之舌脉均符合,故予之。两方合用,诸症皆无。

柴胡桂枝汤合枳术丸加味调治胸痹案

患者： 梁某，男，57岁。身高170 cm，体重65 kg。体型偏瘦，面色正常。2023年2月25日初诊。

主诉： 胸闷、气短2年，加重2天。

现病史： 2年前患者无明显诱因出现心前区疼痛，伴胸闷、气短，于当地医院诊断为"冠心病"，住院治疗后好转。现规律口服"阿托伐他汀钙片、甲苯磺酸艾多沙班、比索洛尔"治疗。近2天胸闷、气短加重，休息后持续不减，来诊。

刻下症： 胸闷，气短，易疲乏，后背僵硬不适，遇冷风则加重。情绪不佳，无口干、口苦。纳差，食后腹胀、呃逆，眠差，入睡困难。小便不利，尿无力，大便正常。舌红，苔腻，脉弦细。

既往史： 高血压2年，现血压控制尚可；前列腺肥大；颈椎病；腰椎病。

诊断： 胸痹。

处方： 柴胡桂枝汤合枳术丸加味

柴胡 18 g	半夏 15 g	党参 15 g	黄芩 10 g
生姜 15 g	大枣 20 g	甘草 10 g	桂枝 15 g
白芍 15 g	葛根 30 g	枳壳 10 g	白术 20 g
酸枣仁 15 g	合欢皮 15 g		

颗粒剂，15剂，水冲服，日1剂，早、晚饭后温服。

二诊（2023年3月11日）： 胸闷、气短出现次数及持续时间较前减少，纳可，食后无腹胀、呃逆，睡眠改善，小便不利稍改善，情绪较前稳定。守一诊方，14剂，续服。

三诊（2023年3月26日）： 偶有胸闷、气短，睡眠明显改善。纳可，心情舒畅。守一诊方，合茯苓杏仁甘草汤、当归贝母苦参丸，14剂，巩固疗效。

1 周后随访：胸闷、气短已基本无，纳眠可，心情舒畅。

【按语】《丹溪心法·六郁》载："气血冲和，万病不生，一有怫郁，诸病生焉。"本案患者 2 年来胸闷、气短、情绪不佳、易疲乏、纳眠差等不适症状，皆为气血不和之症。柴胡桂枝汤作为《伤寒论》中经典的"和法"代表方，是小柴胡汤与桂枝汤的合方。《金匮要略论注》言其"外证得之，解肌和营卫；内证得之，化气调阴阳"。《景岳全书》更有言："和方之制，和其不和者也……务在调平元气，不失中和之为贵也。"结合患者症状予以本方，既可治病，又兼调体。《普济方》中载枳术丸主治"老幼虚弱，食不消……气不下降，胸膈满闷"。本案患者食后腹胀、呃逆，予枳术丸。因后背僵硬不适加用葛根，入睡困难加用酸枣仁、合欢皮。诸药合用，数剂病去大半。

柴胡加龙骨牡蛎汤调治荨麻疹案

患者：李某，女，40岁。身高160 cm，体重52 kg。体型偏瘦，面色红润。2023年5月14日初诊。

主诉：皮肤红疹1个月。

现病史：1个月前患者无诱因出现皮肤瘙痒，抓挠后皮肤出现红色风团，于当地医院诊断为"荨麻疹"，给予"雷尼替丁片、复方甘草酸苷片"口服后风团消失，其后反复发作。近日头面部皮肤发红，纳眠欠佳，来诊。

刻下症：皮肤瘙痒，抓挠后皮肤出现红色风团，偶有心悸，胸闷。纳食欠佳，平素不喜食凉，眠差，夜间易醒，精神较差。大便每天2次，小便正常。舌暗胖，舌尖红，苔腻，脉弦。

诊断：荨麻疹。

处方：柴胡加龙骨牡蛎汤

柴胡24 g	龙骨30 g	牡蛎30 g	黄芩10 g
大黄10 g	桂枝10 g	茯苓10 g	半夏10 g
党参10 g	生姜10 g	大枣15 g	磁石20 g

7剂，水煎服，日1剂，早、中、晚饭后温服。

二诊（2023年5月20日）：皮肤瘙痒、胸闷、心悸、纳食均较前改善，睡眠好转，夜间惊醒次数较少。现自觉后背发凉，精神仍不佳。二便调。守一诊方，加粉葛30 g、当归20 g、淡竹叶10 g，7剂，巩固疗效。

【按语】荨麻疹，中医又名"瘾疹""赤白游风"。《证治准绳》载："赤白游风……风热相搏，或寒闭腠理，内热怫郁，或阴虚火动，外邪所乘，或肝火风热。"《外科大成》言："游风者……由风热壅滞，荣卫不宣，则善行而数变矣。"此病多发于春夏交接之际，阳气趋向于外，复外感风热之邪侵入肌肤，病起于皮毛，营卫之气受邪，故发为本病。柴胡加龙骨牡蛎汤是和解少阳、通阳泄热的代表方。观本案患者舌质暗，脉有弦象，加之平素性格敏感，情志不畅，病及少阳，枢机不利；眠差，易惊醒，舌尖赤，为内热怫郁之象。可见该患者发病于半表半里之少阳，兼见三焦郁热，与柴胡加龙骨牡蛎汤证病机相符，取其和解少阳、通畅三焦之力。药尽效显，荨麻疹消失，纳眠均好转。可见经方之应用，在于辨证准确。方证相合，即使用于外科病症，也可以通过治内以达到祛病的目的。

大柴胡汤加味调治眩晕（高血压）案

患者： 李某，女，65岁。身高165 cm，体重73 kg。体型偏胖，面色正常。2023年1月8日初诊。

主诉： 血压升高3个月，伴头部麻木1周。

现病史： 3个月前患者自测血压156/86 mmHg，后多次测量血压波动于（150~160）/90 mmHg，无明显不适，未诊治。近1周出现头部麻木，自测血压160/86 mmHg，来诊。

刻下症： 血压160/90 mmHg，头部麻木，无头晕、头痛，无恶心、呕逆。口干、口苦，晨起明显，喜饮温水。腹部按压抵抗感明显，稍有压痛。无汗出，纳眠可，大便干结，2~3天一行，小便正常。舌红，苔腻，脉弦。

辅助检查： 心电图示窦性心律，心率75次/分，正常范围心电图。

诊断： 眩晕（高血压）。

处方： 大柴胡汤加味

柴胡15 g	大黄10 g	枳壳15 g	黄芩10 g
半夏15 g	白芍15 g	生姜15 g	大枣20 g
葛根30 g	川芎10 g	牛膝30 g	天麻30 g

颗粒剂，15剂，水冲服，日1剂，早、晚饭后温服。

二诊（2023年1月29日）： 头部麻木明显减轻，血压稳定在（140~145）/80 mmHg。大便较前顺畅。近3天眠差，入睡困难，纳可。守一诊方，15剂，续服。

三诊（2023年2月9日）： 头部麻木减轻八成，血压较前平稳，维持在135/82 mmHg左右，偶于失眠后血压波动。守一诊方，12剂，续服。

四诊（2023年3月5日）： 自觉全身轻松，头部麻木已基本消失，血压控制可，维持在130/80 mmHg左右，眠差好转。守一诊方，14剂，巩固疗效。

1 周后随访：血压控制可。

【按语】大柴胡汤为临床高频方，《伤寒论》中其方证有"呕不止，心下急，郁郁微烦""按之心下满痛"等记载。适用于性情急躁、体格壮实的"大柴胡汤人"，此类人群易患高血压、心脏病等心脑血管疾病。大塚敬节擅用此方治疗腹诊有抵抗感的高血压患者；胡希恕先生常用其治疗高血压伴头晕、头胀、口干、口苦、大便干结、脉弦的患者。本案患者血压高，体格壮实，腹部按压有抵抗感，符合大柴胡汤体质，其疾患也在大柴胡汤疾病谱内，伴见口干、口苦、大便干结、脉弦等大柴胡汤证，遂予以大柴胡汤，佐以葛根、川芎、牛膝、天麻降压药组，诸药合用，血压得控。

当归芍药散合赤石脂禹余粮丸加味调治眩晕（高血压）案

患者： 杨某，男，65岁。身高180 cm，体重90 kg。体型肥胖，面色晦暗。2023年6月17日初诊。

主诉： 发作性头晕1年，加重1周。

现病史： 1年前患者出现头晕，发作时视物旋转，如坐舟车，不伴头痛、恶心、呕吐、耳鸣等症。自测血压最高达160/100 mmHg，于当地医院诊断为"高血压病"，日常口服"硝苯地平缓释片"，平素血压控制不佳。1周前眩晕症状加重，无头痛、肢体麻木、偏瘫、恶心，自测血压在170/110 mmHg左右，加服"硝苯地平缓释片"，血压不能降至正常，来诊。

刻下症： 头晕，目眩，劳累后诱发或加重，伴视物旋转，四肢乏力，无耳鸣、恶心、呕吐，无头痛、肢体麻木。无口干、口苦，寒热正常，无异常出汗。纳可，眠差，入睡困难，易醒。大便不成形，不能自主控制排便已数年，小便正常。舌红，苔腻，脉弦涩。

既往史： 痛风5年。

诊断： 眩晕（高血压）。

处方： 当归芍药散合赤石脂禹余粮丸加味

当归20 g	白芍15 g	川芎10 g	泽泻20 g
茯苓20 g	白术20 g	赤石脂35 g	禹余粮35 g
天麻15 g	钩藤15 g	白薇10 g	柏子仁15 g

14剂，水煎服，日1剂，早、中、晚饭后温服。

二诊（2023年7月1日）： 血压维持在130/85 mmHg左右，睡眠改善，眠中易醒缓解，睡眠质量可。现大便成形，可自主控制排便。守一诊方，14剂，巩固疗效。

【按语】患者因血压升高所致眩晕来诊，其发作时视物旋转，且观其体型肥胖，苔腻，可见患者体内痰饮壅盛；面色晦暗、其脉弦涩，视为血脉瘀滞之象。《灵枢·百病始生》曰："……温气不行，凝血蕴里而不散，津液涩渗，著而不去，而积皆成矣。"《金匮要略·水气病脉证并治》中亦云"血不利则为水"，说明痰饮与血瘀常相兼为患。当归芍药散为活血利水的代表方，故以此方活血祛瘀、利水除湿。另患者诉大便不成形，且不能自主控制排便数年。《伤寒论》第159条曰："伤寒，服汤药，下利不止，心下痞硬。服泻心汤已，复以他药下之，利不止。医以理中与之，利益甚。理中者，理中焦，此利在下焦，赤石脂禹余粮汤主之。"患者不能自主控制排便数年，迁延日久，大肠失固，而成滑泄之势，治宜温中固脱，以赤石脂禹余粮丸涩肠、固脱止泻为首要之治。两方合用，眩晕之势消，滑泄之势控。

茯苓宽胸方合活络效灵丹调治胸痹案

患者： 李某，女，17岁。身高165 cm，体重49 kg。体型偏瘦，面色偏黄。2023年5月14日初诊。

主诉： 偶发心前区刺痛3周。

现病史： 3周前患者因学习压力大出现心前区刺痛，伴见胸闷、气短，持续时间多在1分钟左右，偶有发作，就诊于当地医院，查胸部CT未见明显异常（未见报告），心电图示"窦性心动过缓，心率56次/分；下壁ST段改变"，来诊。

刻下症： 偶发心前区刺痛，持续1分钟左右，伴胸闷、气短。平素易紧张，紧张时上述症状加重。口干，无口苦，纳眠可，二便调。舌淡红，胖大，苔腻，舌下脉络瘀暗，脉弦。

诊断： 胸痹。

处方： 茯苓宽胸方合活络效灵丹

茯苓 30 g	杏仁 10 g	甘草 10 g	半夏 6 g
丹参 20 g	三七 2 g	当归 12 g	乳香 12 g
没药 12 g			

颗粒剂，15剂，水冲服，日1剂，早、晚饭后温服。

二诊（2023年5月28日）： 心前区刺痛已无。胸闷、气短程度较前明显减轻。近2日胸闷、气短发作时伴头晕、恶心，平时易紧张，口渴多饮。守一诊方，合甘麦大枣汤，6剂，续服。

三诊（2023年6月8日）： 心前区刺痛已无。胸闷、气短进一步减轻，紧张时加重。偶有恶心、呕吐，口干。守二诊方，合半夏厚朴汤，6剂，巩固疗效。

【按语】 茯苓宽胸方是笔者门诊常用的经验方，主要由茯苓杏仁甘草汤加味而成，用来治疗胸痹之痰瘀互结证。正如《医宗金鉴》云："胸痹，胸中急痛，胸痛之重者也；胸中气塞，胸痹之轻者也。"茯苓杏仁甘草汤所主之证为"饮停气阻所致胸痹之轻证"，强调的主证仅见胸中气塞、短气，因痰饮阻碍胸中气机所致。本案患者胸闷、气短，舌胖，苔腻，为痰饮之证，可予茯苓杏仁甘草汤祛痰化饮。另患者偶发心前区刺痛，舌下脉络瘀暗，知为瘀血所患。予以活络效灵丹。此方乃张锡纯所创之名方，其解析曰："活络效灵丹此方，于流通气血之中，具融化气血之力，用于治疗气血凝滞者……凡心胃、胁腹、肢体关节诸疼痛皆能治之。"本案患者平素学习压力大，气血暗耗，加之体内痰饮水湿内阻，导致气血运行不畅，脉络受阻，而发心前区刺痛。两方合用，增强祛痰、活血之力，诸症皆愈。

茯苓四逆汤合《外台》茯苓饮加味调治心悸案

患者：董某，女，43岁。身高157 cm，体重60 kg。体型偏胖，面色正常。2023年3月23日初诊。

主诉：心悸1年。

现病史：1年前患者因心悸就诊于当地诊所，测血压（180~190）/100mmHg，口服降压药物（具体不详），血压下降后心悸缓解。现偶有心悸，心悸时可见血压升高，伴乏力、困倦，无头晕、头疼、胸痛，无恶心、呕吐。

刻下症：心悸，心悸时可见血压升高，伴见乏力、困倦，畏寒，四末欠温。食欲欠佳，食后腹胀，眠差。大便干，夜尿频。舌淡，舌体胖大，苔腻，舌下络脉瘀暗，脉弱。

诊断：心悸。

处方：茯苓四逆汤合《外台》茯苓饮加味

茯苓 30 g	党参 15 g	附子 10 g	干姜 10 g
甘草 10 g	白术 15 g	陈皮 30 g	枳壳 15 g
杜仲 15 g	牛膝 30 g	天麻 30 g	夏枯草 15 g
酸枣仁 15 g	合欢皮 15 g		

颗粒剂，15剂，水冲服，日1剂，早、晚饭后温服。

二诊（2023年4月13日）：心悸明显好转。血压稳定在正常范围，乏力、困倦改善，畏寒消失，已无食后腹胀，尿频改善，起夜次数减少，睡眠改善。偶见头蒙、胸闷。守一诊方，加泽泻35 g，15剂，继服。

三诊（2023年4月27日）：心悸消失。睡眠改善，头蒙减轻，舒张压控制在85~91 mmHg，食后胃胀减轻，纳眠可，二便调。舌淡胖，苔滑腻，脉弦。守二诊方，15剂，巩固疗效。

【**按语**】患者心悸，见舌淡，有齿痕，四末欠温，为阳虚心悸。阳虚水泛，水饮凌心，而致心中动悸不安。心者，君主之官，五行属火，为"阳中之阳"，阳气温通全身血脉，蒸化水液，兴奋精神，如《素问·生气通天论篇》所言："阳气者，精则养神，柔则养筋。"而患者阳气虚损，心阳亦不足，故平素乏力，身体困倦，精神欠佳。阳气不足，阴即有余，全身失于温煦，水液失于蒸腾气化，见畏寒、尿频。如《医学摘粹》言："四肢厥冷，踡卧恶寒，而不吐泄，但用茯苓四逆汤治之。"患者食后腹胀，亦为阳气虚损，脾阳不足，水湿不运，脾胃受阻，遂合用《外台》茯苓饮。《金匮要略》云："《外台》茯苓饮，治心胸中有停痰宿水，自吐出水后，心胸间虚，气满不能食。消痰气，令能食。"本方善治腹胀、心下痞、纳差。两方合用，效佳。

茯苓泽泻汤调治水肿案

患者： 常某，男，75岁。身高160 cm，体重70 kg。体型稍胖，面色偏暗。2023年5月6日初诊。

主诉： 双下肢水肿5年，加重1个月。

现病史： 5年前出现双下肢凹陷性水肿，按之没指，影响行走，局部皮肤发亮，春夏之交时明显，夏季末时减轻。无颜面部浮肿、胸闷、腹胀、腰酸、泡沫尿、血尿伴随症状，服药后水肿消退（具体用药不详），停药后病情反复。近1个月无诱因下肢水肿较前加重，伴畏寒，来诊。

刻下症： 双下肢凹陷性水肿，按之没指，下午、晚上水肿加重，晨起水肿减轻或消退，行走时双下肢肿胀不适，无面部水肿。畏寒怕冷，口渴，不欲饮水。饮食一般，睡眠正常。大便偏稀，每天一行，小便不利，每晚起夜10余次。舌暗红，苔滑，脉沉弦涩。

既往史： "冠心病"10余年，规律服用"单硝酸异山梨酯片、阿司匹林肠溶片、阿托伐他汀钙片、硝苯地平片、松龄血脉康胶囊、倍他乐克片"。

诊断： 水肿。

处方： 茯苓泽泻汤

茯苓 30 g	桂枝 10 g	白术 15 g	甘草 10 g
泽泻 35 g	生姜 10 g	当归 20 g	

颗粒剂，6剂，水冲服，日1剂，早、晚饭后温服。

二诊（2023年5月14日）： 双下肢水肿减轻。口渴消失，纳眠可，大便好转，小便改善。守一诊方，6剂，续服。

三诊（2023年5月21日）： 双下肢水肿消退。二便恢复正常，纳眠可。守一诊方，6剂，巩固疗效。

【按语】患者双下肢水肿数年、按之没指，大便偏稀，小便不利，苔滑，提示其体内水饮积聚。《素问·汤液醪醴论篇》中记载"去宛陈莝""开鬼门""洁净府"为治疗水肿的三条基本原则。王冰云"开鬼门，是启玄府之气也""洁净府，谓泻膀胱水也""去宛陈莝，谓去积久之水物，犹如草茎之不可久留于身中也"。洁净府，就是利小便。本方之桂枝、生姜可"开鬼门"，茯苓、泽泻、白术可"洁净府"，药合一处，具有宣散水气、利水渗湿之效，可用于治疗水湿停滞引起的水肿、纳呆、便溏、小便不利等症。茯苓泽泻汤原文所主"胃反呕吐"，如《金匮要略浅注》云："今有挟水饮而病胃反，若吐已而渴，则水饮从吐而俱出矣；若吐未已而渴欲饮者，是旧水不因其得吐而尽……以茯苓泽泻汤主之。"知其病源在于体内痰饮水湿，气机受阻故也。本案患者亦表现为体内气机不畅，水湿代谢失常为病，用之自然效佳。

附子汤调治胸痹案

患者：董某，女，57岁。身高168 cm，体重69 kg。体型适中，面色正常。2023年2月5日初诊。

主诉：胸闷、气短伴后背发凉1年余，加重1周。

现病史：1年余前患者无诱因出现胸闷、气短，持续数小时，休息后自行缓解，伴乏力、后背发凉，无胸痛、心悸、夜间阵发性呼吸困难、腹胀、下肢水肿，无咳嗽、咳痰，上述症状反复发作，活动后加重，休息后减轻，未诊治。近1周胸闷、气短较前加重，来诊。

刻下症：胸闷、气短，劳累后加重，休息后稍缓解。易疲惫乏力，后背发凉，怕冷，无口干、口苦。纳可，眠差，大便不成形，小便正常。舌淡胖，有齿痕，苔腻，脉沉弱。

既往史：甲状腺切除术后。

诊断：胸痹。

处方：附子汤

| 附子15 g | 白术15 g | 茯苓15 g | 白芍10 g |
| 党参10 g | 酸枣仁15 g | 柏子仁15 g | |

颗粒剂，6剂，水冲服，日1剂，早、晚饭后温服。

二诊（2023年2月12日）：胸闷、气短明显好转，偶有发作，后背发凉减轻，怕冷好转，睡眠亦有改善。大便已转为正常。现食后腹胀。守一诊方，加陈皮15 g、生姜10 g，15剂，巩固疗效。

1周后随访：胸闷、气短基本消失，后背发凉、食后腹胀已无，睡眠亦正常。

【按语】《伤寒论》中载附子汤治"口中和""背恶寒"。"背恶寒"为阴阳共有之证，若口舌干燥者，属阳证；口中和者，属阴证。附子汤证为少阴阳虚寒凝之证，少阴阳气虚衰，心阳不振，阴寒内盛，水饮不化，则背恶寒，又致不寐、胸闷不舒，舌苔上多为腻苔，脉象上多为沉弱无力脉，大便多偏稀。本案患者心阳不振，主要症状表现为胸闷、气短，后背发凉，怕冷，大便不成形；兼见眠差，舌淡胖，有齿痕，苔腻，脉沉弱，当予附子汤。"阳气恢复一分，水饮退却一分"，附子汤可温补少阴阳气以散阴寒之邪，其胸闷得舒，背恶寒得解，睡眠得佳。

甘草泻心汤调治胃痞案

患者：彭某，男，28岁。身高175 cm，体重65 kg。体型偏瘦，面色正常。2022年5月21日初诊。

主诉：上腹部不适10余天，加重2天。

现病史：10余天前患者因不节饮食后出现上腹部不适，表现为进食后饱胀感，食欲减退，无腹痛、烧心、反酸、恶心、嗳气，间断发作，未重视。2天前上腹部饱胀不适频发，伴口腔溃疡，来诊。

刻下症：上腹部饱胀不适，进食后明显，舌尖、舌边多处溃疡。平素情绪易紧张。食欲减退，食后痞满，易腹胀，眠可，二便正常。舌红，舌下络脉充盈、瘀暗，苔腻，脉弦。

诊断：胃痞病。

处方：甘草泻心汤

甘草 30 g	黄芩 15 g	黄连 5 g	干姜 15 g
半夏 15 g	党参 15 g	大枣 20 g	

6剂，水煎服，日1剂，早、中、晚饭后温服。

二诊（2022年5月28日）：口腔溃疡已愈，上腹部不适缓解，情绪、食欲改善明显。现偶发心悸，易焦虑，食生冷后大便频、腹部不适。舌红，舌下瘀暗，苔腻，脉弦。守一诊方，合四逆散，15剂，续服。

1周后随访：情绪佳，上腹部不适已无，诸症渐愈。

【按语】《伤寒论》第158条曰："伤寒中风，医反下之，其人下利日数十行，谷不化，腹中雷鸣，心下痞硬而满，干呕，心烦不得安。医见心下痞，谓病不尽，复下之，其痞益甚（此非结热，但以胃中虚，客气上逆，故使硬也），甘草泻心汤主之。"患者平素饮食不节，胃脘部痞满，腹胀，可知虚实夹杂、痞利俱盛。另见《金匮要略》记载："狐惑之为病……（蚀于喉为惑，蚀于阴为狐），不欲饮食，恶闻食臭，其面目乍赤、乍黑、乍白。蚀于上部则声喝，甘草泻心汤主之。"患者口腔溃疡，知有热毒熏蒸上焦，遂予甘草泻心汤。二诊时患者诉时有心悸、易焦虑，平素食生冷后大便频、腹部不适，合四逆散。《伤寒论》第318条载："少阴病，四逆，其人或咳，或悸，或小便不利，或腹中痛，或泄利下重者，四逆散主之。"1周后，患者诸症渐愈，此所谓，有是证，用是方，方证相应，必事半功倍。

栝楼薤白半夏汤合桂枝茯苓丸调治胸痹案

患者：郝某，男，59岁。身高168 cm，体重60 kg。体型适中，面色正常。2023年4月27日初诊。

主诉：心前区疼痛2个月。

现病史：2个月前患者无明显诱因出现心前区疼痛，多于凌晨4~5点或夜间7~8点出现，每次发作持续2~3分钟，可自行缓解，伴胸闷，无心悸，就诊于当地医院，多次查心电图未见明显异常，予"阿司匹林片、丹参滴丸"，效差，来诊。

刻下症：心前区疼痛，伴胸闷，多于凌晨4~5点或夜间7~8点出现，食凉后胃痛、腹泻。无口干、口苦，纳可，眠一般，二便正常。舌暗胖，苔润，脉涩滞。

诊断：胸痹。

处方：栝楼薤白半夏汤合桂枝茯苓丸

栝楼15 g	薤白55 g	半夏9 g	桂枝15 g
茯苓15 g	丹皮15 g	白芍15 g	桃仁10 g

颗粒剂，15剂，水冲服，日1剂，早、晚饭后温服。

二诊（2023年5月11日）：心前区疼痛、胸闷均明显好转。自觉胃部舒适，纳眠可，二便调。守一诊方，加丹参20 g，15剂，续服。

三诊（2023年5月28日）：心前区疼痛减轻，偶发。胸闷减轻。诉下牙龈疼痛。守二诊方，加麦冬15 g。因路途较远，患者要求多带药，遂予30剂，续服。

四诊（2023年7月1日）：心前区疼痛及牙疼缓解。无畏寒、怕热，纳眠可，二便调。守三诊方，加生地黄15 g，30剂，巩固疗效。

【按语】患者夜间胸痛、胸闷易发，诊为胸痹。《金匮要略》点明胸痹病机为"阳微阴弦"。《金匮要略浅注》云："阳气一虚，诸阴寒得而乘之，则为胸痹之病……今又加气上不得卧，是有痰饮，以为之援也。"夜半阴盛，痰浊乘之，症状易发，兼致卧不安。痰浊积聚心胸，痹阻胸阳，阻滞气机发为胸痹，"胸痹不得卧，心痛彻背者，栝楼薤白半夏汤主之"。阳微已久，无力行血而致瘀，舌暗、脉涩为征。《金匮钩玄》曰："瘀血者，日轻夜重者是也。"瘀亦为阴，同气相求，夜间易发，故通阳之际当化瘀，桂枝茯苓丸本为张仲景治疗妇人素有癥疾之方，后世应用却有发挥，如《医学摘粹》在心腹痛篇云："如因血积而疼者，以桂枝茯苓丸主之。"故本案患者之胸痹予以栝楼薤白半夏汤温阳化饮、通阳散结，合桂枝茯苓丸行血消瘀。两方合用，其痹自开。

黄连汤合甘麦大枣汤调治胃痛案

患者： 王某，女，66岁。身高159 cm，体重53 kg。体型中等，面色黄暗。2023年6月10日初诊。

主诉： 上腹部胀痛16年，加重1周。

现病史： 16年前患者无诱因间断出现左上腹胀满、疼痛，伴呃逆，无烧心、反酸、恶心、呕吐，于当地医院诊断为"慢性萎缩性胃炎"，给予药物治疗后好转（具体用药不详），上述症状间断发作，时轻时重。近1周上述症状再发加重，服药未缓解，来诊。

刻下症： 上腹部胀满、疼痛，恶心，兼见胸痛，心中有发紧感。平素喜嗳气，容易紧张，自觉胸中有气上冲，无口干、口苦。纳差，眠差，入睡困难，夜间多梦。二便调。舌红，胖大而润，苔根厚腻，脉弱。

诊断： 胃痛。

处方： 黄连汤合甘麦大枣汤

| 黄连10 g | 桂枝15 g | 半夏15 g | 干姜15 g |
| 党参15 g | 大枣20 g | 甘草10 g | 浮小麦90 g |

7剂，水煎服，日1剂，早、中、晚饭后温服。

二诊（2023年6月17日）： 上腹部胀痛、呃逆、自觉胸中有气上冲等症状明显好转，胸痛亦减轻，心中发紧感消失。现舌面疼痛，觉似刀刮，纳可，眠差，入睡困难，夜间多梦，二便调。守一诊方，加栀子10 g，浮小麦加至120 g，14剂，续服。

三诊（2023年7月2日）： 上腹部胀痛已无，呃逆、自觉胸中有气上冲发作频率减少，程度明显减轻，眠时多梦改善。仍舌面疼，纳可，眠一般，二便调。守二诊方，合五苓散，7剂，巩固疗效。

【按语】 本案患者胃痛经久不愈，发作时自觉胸中有气上冲为典型的桂枝药证，舌红为典型的黄连药证，于是指向了黄连汤。《伤寒论》第173条曰："伤寒，胸中有热，胃中有邪气，腹中痛，欲呕吐者，黄连汤主之。"另见患者舌胖大而润，如《皇汉医学·方函口诀》言黄连汤证为："舌上如苔四字，可为一证。此证舌根苔厚，少带黄色，舌上有滑润之苔。假令无腹痛而有杂证干呕，诸药无效者，绝有效。若有腹痛，则更效也。"结合方证、药证，遂予黄连汤。另见患者平素易紧张，合用甘麦大枣汤。《金匮要略》云："妇人脏躁，喜悲伤欲哭，象如神灵所作，数欠伸，甘麦大枣汤主之。"同时，《金匮要略论注》云甘麦大枣汤："盖病本于血，必为血主，肝之子也，心火泻而土气和，则胃气下达……补脾气者，火为土之母，心得所养，则火能生土也。"即言甘麦大枣汤调补脾胃之功。两方共用，中土健旺，升降有序，阴阳和顺，则痛失矣。

黄芪桂枝五物汤合茯苓杏仁甘草汤调治胸痹、痹证案

患者： 贾某，女，31岁。身高170 cm，体重70 kg。体型偏胖，面色黄。2023年4月23日初诊。

主诉： 手麻1个月，加重伴胸闷1周。

现病史： 1个月前患者因天气炎热出现双手麻木，遇热加重，局部红肿热痛，未予重视。近1周双手麻木感加重，伴胸闷、气短，自觉恐惧感，就诊于当地医院，口服药物治疗（具体不详），效差，来诊。

刻下症： 双手麻木，胸闷，气短，善太息，以呼出为快。恐惧感明显，尤恐高。怕冷，遇冷则胃脘部不适。月经先期，色黑，有血块。纳一般，眠可，喜俯卧位睡姿。二便调。舌暗胖，有齿痕，苔腻，脉细涩。

诊断： 胸痹；痹证。

处方： 黄芪桂枝五物汤合茯苓杏仁甘草汤

黄芪40 g	桂枝20 g	白芍20 g	生姜80 g
大枣20 g	茯苓30 g	杏仁10 g	甘草10 g
牛膝30 g	当归20 g		

颗粒剂，15剂，水冲服，日1剂，早、晚饭后温服。

1周后随访： 2剂药后手麻、胸闷、气短、善太息明显好转，可正常体位睡眠。4剂药后，手麻、胸闷、气短消失。

【按语】 "血痹"是一种以肌肤麻木不仁为主要临床表现的病症。《金匮要略》言："血痹，阴阳俱微，寸口、关上微，尺中小紧，外证身体不仁，如风痹状，黄芪桂枝五物汤主之。"此方是治疗血痹身体麻木不仁的常用方。患者双手麻木，怕冷，遇冷则胃脘部不适，月经色黑、有血块，脉细涩，故辨病为痹证，正如《素问·五脏生成篇》所述，"卧出而风吹之，血凝于肤者为痹"，给予黄芪桂枝五物汤。患者胸闷、气短，善太息，以呼出为快。大塚敬节认为："胸痹病，胸中窒塞感，呼吸迫促者，为茯苓杏仁甘草汤主治之证。"予以两方，病症皆愈。

荆防柴归汤调治乏力案

患者：唐某，女，49岁。身高156 cm，体重64 kg。体型偏胖，面色暗黄。2023年4月9日初诊。

主诉：全身乏力1个月余。

现病史：1个月余前患者无明显诱因出现全身乏力，劳累后疲乏感明显，影响日常生活，平素身体偏弱，于当地医院间断服用中药治疗，效欠佳，来诊。

刻下症：精神欠佳，乏力，自觉疲乏感明显，后枕部发热，时有头部汗出。平时易急躁，肩部酸沉，双下肢发凉，时有怕冷。纳食一般，睡眠欠佳，眠中易醒。大便偏稀，小便正常。舌暗红，苔腻，脉弦。

诊断：虚劳。

处方：荆防柴归汤

柴胡 18 g	黄芩 9 g	半夏 15 g	党参 9 g
大枣 12 g	生姜 9 g	甘草 6 g	白术 15 g
泽泻 15 g	茯苓 30 g	当归 10 g	白芍 10 g
川芎 10 g	荆芥 10 g	防风 10 g	粉葛 120 g

7剂，水煎服，日1剂，早、中、晚饭后温服。

二诊（2023年4月22日）：自觉身体轻松，乏力、颈部不适明显改善，后枕部发热、下肢发凉、怕冷较前好转。睡眠仍欠佳，大便偏稀，小便正常。守一诊方，7剂，续服。

三诊（2023年5月6日）：略感乏力，颈部不适进一步好转，下肢发凉较前改善，情绪较前稳定。近日出现口干，间断有枕部发热，大便已成形，软便，小便正常。舌红，苔腻，脉弦。守一诊方，加牡蛎15 g，7剂，续服。

四诊（2023 年 5 月 14 日）：乏力基本已无。颈肩部不适明显好转，枕部发热、易急躁、下肢发凉较前明显改善。口干稍有改善。睡眠一般，二便尚可。守三诊方，加合欢皮 15 g、柏子仁 15 g，7 剂，续服。

五诊（2023 年 6 月 4 日）：乏力消失。颈肩部不适、枕部发热、急躁、下肢发凉较前明显改善。口干较前减轻。睡眠改善，二便正常。守四诊方，去半夏，加桂枝 6 g、天花粉 12 g，7 剂，巩固疗效。

【**按语**】荆防柴归汤是由小柴胡汤合当归芍药散加荆芥、防风而成，是中年女性常用到的一张体质调理方。黄煌教授总结此方为"寒非寒，热非热，实非实，虚非虚"，一个字概括为"乱"。其"乱"可表现为免疫系统、内分泌系统、自主神经系统功能的"紊乱"。其病反复发作，时进时退；其人大多脸色黄，或浮肿，或便秘，或腹泻，或腹痛，或心悸，或头痛。本案患者中年女性，正值围绝经期前后，体型偏胖，面色偏黄，平日疲乏感明显，自觉后枕部发热，双下肢发凉，睡眠欠佳，大便偏稀，结合患者年龄与症状表现，寒热虚实皆在其中，遂予荆防柴归汤，调理体质，行之有效。

桔梗元参汤调治鼻鼽案

患者： 韩某，女，11岁。身高155 cm，体重40 kg。体型偏瘦，面色正常。2023年5月21日初诊。

主诉： 鼻塞、鼻痒、流涕、打喷嚏2年，加重1天。

现病史： 2年前患者出现鼻塞、鼻痒、打喷嚏，伴流清涕，天气转凉时加重。多次就诊于当地诊所，给予输液及外用鼻喷剂治疗（具体用药不详），治疗后可缓解，仍反复发作。今日天气转凉，症状加重，来诊。

刻下症： 鼻塞、鼻痒、打喷嚏，伴流清涕，量多如清水状，天气转换时加重，受凉、吹风诱发或加重鼻塞及流涕症状。无恶寒，无咳嗽、咳痰，无发热，无头痛。纳眠可，二便调。舌红，苔腻，脉细涩。

诊断： 鼻鼽。

处方： 桔梗元参汤

桔梗10 g	玄参15 g	茯苓15 g	杏仁10 g
陈皮15 g	半夏10 g	生姜10 g	甘草10 g
当归10 g			

颗粒剂，6剂，水冲服，日1剂，早、晚饭后温服。

1周后随访： 鼻塞、鼻痒、流涕明显减轻，偶打喷嚏。

【按语】 桔梗元参汤是治鼻炎的神方，可治疗以鼻塞、流清涕为主要表现的鼻炎。该方来自黄元御。《四圣心源》记载："（桔梗元参汤）治肺气郁升，鼻塞涕多者。"本案患者长期鼻塞、鼻痒、流涕、打喷嚏，遇凉或吹风加重，为典型的鼻炎症状，加之流涕较多，如清水样，予桔梗元参汤，症状大减。黄元御有治疗鼻炎的四大神方，除本案所述之桔梗元参汤外，还有治肺热鼻塞、浊涕黏黄的五味石膏汤，治鼻孔发热生疮的黄芩贝母汤，以及治鼻塞声重、语音不清的苓泽姜苏汤，对症治疗皆可收获奇效。

麻黄附子细辛汤调治胸痹案

患者：畅某，女，56岁。身高156 cm，体重62 kg。体型偏胖，面色暗黄。2023年4月23日初诊。

主诉：胸闷1个月。

现病史：1个月前患者出现胸闷，心前区不适，每次发作持续3~5秒，伴后背发凉，出虚汗。于当地医院行心电图示"窦性心律，心率75次/分；房性早搏；ST-T改变"。腹部彩超示"脂肪肝"。血脂示"总胆固醇7.14 mmol/L，低密度脂蛋白3.7 mmol/L"。给予药物治疗（具体用药不详），效欠佳，来诊。

刻下症：胸闷，后背发凉，出虚汗，颈肩部不适，晨起口苦，食生冷则腹泻，腰背部乏力感，近期情绪不佳。纳可，寐差多梦。大便偏稀，小便正常。舌暗，苔腻，脉沉弦。

诊断：胸痹。

处方：麻黄附子细辛汤

麻黄10 g　　附子10 g　　细辛10 g

颗粒剂，6剂，水冲服，日1剂，早、中饭后温服。

二诊（2023年4月30日）：胸闷明显减轻。后背发凉缓解，汗出减少，情绪舒畅，颈肩部好转，乏力减轻。纳眠可，大便好转。守一诊方，6剂，续服。

5天后随访：胸闷消失。自觉身体轻松，诸症已无。

【按语】患者胸闷、后背发凉、食生冷则腹泻、乏力、大便偏稀、面色暗黄，提示其全身寒邪较盛，阻遏阳气。麻黄附子细辛汤可温经散寒，对寒邪所致的多类疾患均有疗效。《汤头歌诀》云："麻黄附子细辛汤，发表温经两法彰；若非表里相兼治，少阴反热曷能康？"《成方便读》亦论此方云："方中附子以助少阴之阳，温阳救逆，细辛以散少阴之邪，祛风止痛，麻黄以达太阳之表，辛温发散……此以表里相通，一理耳。"本案患者虽未见发热，但表现出一派阴盛阳虚的症状，给予麻黄附子细辛汤，收效明显。

麻黄附子细辛汤加味调治心悸（心律失常）案

患者： 陈某，男，60岁。2022年9月7日初诊。

主诉： 心悸20余天。

现病史： 20余天前患者熬夜后出现心悸，日间心率每分钟约40次，曾于外院行中西医治疗，效差，来诊。

刻下症： 心悸，精神不振，纳可，眠差，眠中易醒，大便调，夜尿2~3次。舌质淡暗，苔薄黄，脉沉迟。心率42次/分，早搏约4次/分。

既往史： "高血压"病史10余年。

辅助检查： 动态心电图示窦性心动过缓，室性早搏，室上性早搏，部分成对，伴短阵性室上性心动过速，房性早搏未下传，心率变异性正常，心室晚电位。

诊断： 心悸（心律失常）。

处方： 麻黄附子细辛汤加味

麻黄6g	附子6g	细辛3g	首乌藤15g
甘草6g	大枣10g	生姜6g	浮小麦15g

7剂，水煎服，日1剂，早、中、晚饭后温服。

二诊（2022年9月14日）： 心悸较前明显好转，心率提升至50~60次/分，睡眠略有改善。现眠浅易醒，夜尿2~3次。听诊心率58次/分，早搏约4次/分。舌质淡，苔薄黄，脉沉迟。守一诊方，麻黄加至8g，附子加至8g，首乌藤加至30g，甘草加至12g，大枣加至15g，生姜改为干姜6g，浮小麦加至30g，14剂，续服。

三诊（2022年10月9日）： 自测心率可达60次/分以上，精神状态整体好转，睡眠改善，夜尿次数减少。近期感觉排尿不畅，余无特殊不适。舌质淡，苔黄厚，左脉沉，右脉缓。听诊心率62次/分，早搏约2次/分。

复查心电图示窦性心律，心率60次/分，偶发室性早搏。彩超提示前列腺肥大，前列腺增生。守二诊方，去麻黄，加利水通淋、软坚散结中药治疗。

【按语】窦性心动过缓伴室性早搏属于中医"心悸"范畴，临床多表现为心悸、胸闷、气短等。此患者60岁，高血压病史10余年，阳气不足，加之熬夜，休息欠佳，进一步导致心肾阳虚而发生心悸，心率仅在40次/分左右。临床上此类患者一般还会出现精神不振、乏力懒言、严重者畏寒怕冷，此属于《伤寒论》之少阴病："少阴之为病，脉微细，但欲寐。"《伤寒论》第301条云："少阴病，始得之，反发热，脉沉者，麻黄附子细辛汤主之。"该患者治以麻黄附子细辛汤加味，温阳散寒、振奋阳气，经1个月余的治疗基本临床痊愈。

麻杏石甘汤调治心悸案

患者：李某，女，45岁。身高168 cm，体重70 kg。体型偏胖，面色暗黄。2023年6月1日初诊。

主诉：心悸3天。

现病史：3天前患者出现高热，最高40 ℃，口服"头孢片、双黄连口服液"后体温降至正常。后出现心悸，气短，咳嗽，伴汗出，无怕冷、怕热，来诊。

刻下症：心悸，气短，咳嗽，乏力，汗出明显，无怕热、怕冷，膝关节疼痛。纳可，眠差，多梦。大便2~3天一行，便干，小便正常。舌红，舌下脉络瘀暗，苔腻，脉涩，双溢脉。

辅助检查：心电图示窦性心律，心率82次/分，正常心电图。急查心肌酶示谷草转氨酶163 U/L，乳酸脱氢酶264 U/L。血常规示血小板353×10^9/L。

诊断：心悸。

处方：麻杏石甘汤

麻黄10 g　　杏仁10 g　　石膏30 g　　甘草10 g
薏苡仁30 g

7剂，水煎服，日1剂，早、中、晚饭后温服。

5天后随访：心悸明显改善。乏力、气短缓解，咳嗽、出汗较前减轻，睡眠好转，大便恢复正常。

【按语】患者3天前出现高热，体温高达40 ℃，热退后出现心悸、气短、乏力、汗出、咳嗽，提示其邪气未尽。尤在泾在《伤寒贯珠集》中言："发汗后，汗出而喘，无大热者，其邪不在肌腠，而入肺中，缘邪气外闭之时，肺中已自蕴热，发汗之后，其邪不从汗而出之表者，必从内而并于肺耳……盖肺中之邪，非麻黄、杏仁不能发；而寒郁之热，非石膏不能除；甘草不特救肺气之困，抑以缓石膏之悍也。"张锡纯亦认为此方（麻杏石甘汤）"服后药力息息上达，旋转于膺胸之间，将外感邪热徐徐由皮毛透出，而喘与汗遂因之而愈"。给予麻杏石甘汤，病证契合，而收全效。

麻子仁丸合桂枝茯苓丸调治便秘案

患者： 朱某，男，83岁。身高175 cm，体重80 kg。体型适中，面色正常。2023年2月23日初诊。

主诉： 排便困难2个月余。

现病史： 2个月余前出现排便困难，排不尽感，大便干，具体治疗不详。为求中医调理，来诊。

刻下症： 排便困难，大便干，呈绿色颗粒状便，量少，3~4天一行，排便后仍有便意。无腹胀、腹痛、便血。间断胸闷，气短，偶有胸痛，汗出。平素活动量少，无头晕、恶心。无口干、口苦。纳可，眠差，需服"安定"助眠，小便频数。舌紫暗，舌下络脉充盈瘀暗，苔腻，脉弦数。

诊断： 便秘。

处方： 麻子仁丸合桂枝茯苓丸

火麻仁20 g	枳壳15 g	厚朴15 g	大黄6 g
杏仁15 g	白芍15 g	桂枝15 g	茯苓15 g
桃仁15 g	牡丹皮15 g		

3剂，水煎服，日1剂，早、中、晚饭后温服。

二诊（2023年3月19日）： 大便干好转，胸闷、气短好转，睡眠明显好转，小便正常。舌暗胖，苔腻，脉弦数。守一诊方，合四妙散，3剂，续服。

三诊（2023年4月8日）： 大便干明显好转，大便颜色正常。失眠明显好转，已无须安眠药助眠。守二诊方，加砂仁6 g、豆蔻6 g、菊花30 g，3剂，巩固疗效。

【按语】 麻子仁丸可治脾约证。老人年过八旬，气血津液渐弱，津亏则燥，胃中燥热，脾被胃热所束，不能为胃行其津液，津液不得四布，但输膀胱，则表现为大便干结，小便频数，即"脾约证"，予麻子仁丸。桂枝茯苓丸为"千古化瘀第一名方"，又可治便干。本案患者舌质紫暗，舌下络脉充盈瘀暗，当为瘀证。"心主血脉"，心脉瘀阻则胸闷、气短、胸痛；"心主神明"，心脉瘀阻则眠差；又长期便秘，予桂枝茯苓丸。二妙散可治"脚膝下焦湿热成痛"，四妙散与其乃一脉相承之剂，二诊诸症好转，其舌脉提示有湿热，遂合用四妙散。诸方合用，症状得解。

肾气丸合薏苡附子散调治胸痹案

患者： 赖某，女，41岁。身高170 cm，体重65 kg。体型中等偏胖，面色淡黄偏白。2023年5月11日初诊。

主诉： 心前区不适1个月。

现病史： 1个月前患者因天气变化，出现心前区不适，自觉酸涩疼痛，未予重视。近日因气温变化，上述症状再发，伴胸闷，休息不缓解，影响日常生活。平素易疲倦、乏力。

刻下症： 心前区不适，自觉酸涩疼痛，天气变化则明显。畏寒，头晕，耳鸣。纳可，眠差，易醒，醒后难以入睡，每天入睡3~4小时。大便不成形，夜尿频。舌淡胖，有齿痕，舌边尖红，苔润，脉弱。

既往史： 二尖瓣机械瓣膜置换术史（规律服用"华法林片"，每天8.25 mg）；胆囊切除术后史。

诊断： 胸痹。

处方： 肾气丸合薏苡附子散

生地黄20 g	熟地黄20 g	山药20 g	泽泻15 g
山萸肉20 g	牡丹皮15 g	茯苓15 g	桂枝10 g
附子10 g	薏苡仁30 g	柏子仁15 g	

颗粒剂，6剂，水冲服，日1剂，早、晚饭后温服。

二诊（2023年5月18日）： 心前区酸涩不适已无，疼痛明显减轻。畏寒、耳鸣减轻，小便恢复正常。失眠后次日精神状态欠佳，伴头晕。食后易胃胀，大便不成形。守一诊方，山药加至40 g，加焦三仙各10 g、酸枣仁15 g，6剂，续服。

三诊（2023年6月1日）： 心前区疼痛明显减轻。仍眠差，入睡难，服用"安眠药（具体用药不详）"方可入睡。肩部酸疼，头晕，纳可，大便已成形，不节饮食后易腹泻。守二诊方，合酸枣仁汤，去焦山楂、焦麦芽、薏苡仁，加白薇 10 g，6 剂，巩固疗效。

【按语】患者有心脏二尖瓣瓣膜置换手术史，又见畏寒、头晕、耳鸣等症，观其舌淡胖，有齿痕，苔润，脉弱，提示体虚受损。《圣济总录》云："论曰胸痹短气者，由脏腑虚弱、阴阳不和、风冷邪气攻注胸中，其脉太过与不及，阳微阴弦，即胸痹而痛。所以然者，极虚故也。"应以补为要。《古方选注》曰："肾气丸者，纳气归肾也……脏者，藏经气而不泄，以填塞浊阴为补；腑者，如府库之出入，以通利清阳为补。"遂予肾气丸，补虚、化气、止痹。本案患者因天气变化而发病，遇冷明显。《金匮玉函经二注》言："胸痹缓急者，痹之急证也。寒饮上聚心膈，使阳气不达。危急为何如乎？故取薏苡逐水为君，附子之辛热为佐，驱除寒结，席卷而下，又乌能不胜任而愉快耶。"合以薏苡附子散温经散寒，除湿通痹。诸药并用，则痹去症除。

四逆散合金铃子散调治胸痹案

患者： 张某，女，37岁。身高150 cm，体重59 kg。体型适中，面色黄。2023年6月11日初诊。

主诉： 心前区不适2周。

现病史： 2周前患者不明原因出现心前区不适，深呼吸时觉胸痛，时发时止，伴胸闷，来诊。

刻下症： 心前区不适，深呼吸时觉胸痛，时发时止，胸闷，口苦，晨起明显，无口干，无怕热、怕冷，可食凉，偶有呃逆，脾气急躁。纳可，眠安，二便正常。舌红，苔薄黄，脉弦。

辅助检查： 心电图示窦性心律，心率68次/分；前壁导联T波低平。

诊断： 胸痹。

处方： 四逆散合金铃子散

柴胡18 g	枳壳15 g	白芍15 g	甘草15 g
延胡索30 g	川楝子10 g		

7剂，水煎服，日1剂，早、中、晚饭后温服。

1周后随访： 诸症已无。

【按语】 四逆散是经典的调理气机方，可缓解心理压力导致的躯体症状，对伴有疼痛症状者，最为有效。本方多用于青年女性，可用于柴胡证、疼痛、脉弦者，可治疗以胸闷、胸痛为表现的疾病。本案患者为青年女性，平素脾气急躁，又见胸闷、胸痛、口苦、脉弦，给予四逆散。金铃子散由川楝子、延胡索两味药组成。《珍珠囊》中载："（川楝子）主上下部腹痛，心暴痛。"《本草纲目》中载："（延胡索）能行血中气滞，气中血滞，故专治一身上下诸痛。"金铃子散可治疗气滞血瘀化火所致的心腹胁肋诸痛。本案患者胸痛时发时止，口苦，参合舌脉，给予金铃子散以泄热疏肝、行气止痛。两方合用，诸症皆除。

酸枣仁汤调治不寐案

患者： 李某，男，49岁。身高175 cm，体重65 kg。体型适中，面色稍暗。2023年3月19日初诊。

主诉： 睡眠差3年。

现病史： 3年前患者出现睡眠差，表现为入睡困难，睡后易醒，醒后无法入睡，每日睡眠不足5小时，服用"阿普唑仑片"助眠，效尚可。近日因家中琐事较多，睡眠差较前加重，服"阿普唑仑片"效欠佳，来诊。

刻下症： 睡眠差，入睡困难，睡后易醒，醒后无法入睡。平素多思虑，心烦，易疲乏倦怠，不易汗出，无怕热、怕冷，无口干、口苦。食欲可，二便调。舌红，苔腻，脉弱。

既往史： 脂肪肝2年；高脂血症1年。

诊断： 不寐。

处方： 酸枣仁汤

酸枣仁65 g　　川芎10 g　　知母20 g　　茯苓20 g

甘草10 g

颗粒剂，6剂，水冲服，日1剂，晚饭前、后温服。

二诊（2023年3月25日）： 睡眠较前改善，入睡佳，睡眠质量明显提高，入睡后不易醒。纳可，二便调。守一诊方，15剂，巩固疗效。

【按语】本案患者平素多思虑，心烦，睡眠差，入睡困难，睡后易醒，醒后无法入睡。《景岳全书·不寐》云："劳倦、思虑太过者，必致血液耗亡，神魂无主，所以不寐。"人之寤寐，由心神控制，思虑过度可导致阴血耗伤，心神不安；神不守舍，心失所养，而见心烦不得眠。《名医别录》与《方极》中均指出酸枣仁汤主治烦而不得眠者、烦悸而眠不寐者。遂予酸枣仁汤以养血、除烦安神，使阴血得补，心神得养，心烦得去，失眠得愈。

天麻钩藤饮调治眩晕（高血压）案

患者：晁某，女，49岁。身高155 cm，体重52 kg。体型适中，面颊偏红。2023年4月15日初诊。

主诉：头晕2年，再发1个月。

现病史：2年前患者出现头晕，伴头痛，自测血压峰值160/110 mmHg，间断服用"厄贝沙坦氢氯噻嗪片"降压，血压控制尚可。近1个月上述症状再发，血压波动，来诊。

刻下症：头晕，头痛，血压升高，无呕心、呕吐，无视物旋转，出虚汗，前胸后背疼痛，乏力。食欲正常，心烦，睡眠质量差，早醒，再次入睡困难。大便正常，小便可。舌暗红，苔黄腻，脉弦。

辅助检查：心电图示窦性心律，心率68次/分；下壁、前壁导联T波异常。心脏彩超示三尖瓣轻度反流，左室舒张功能降低。

诊断：眩晕（高血压）。

处方：天麻钩藤饮

天麻30 g	钩藤30 g	石决明30 g	牛膝30 g
杜仲15 g	栀子10 g	桑寄生15 g	黄芩10 g
茯神30 g	益母草30 g	首乌藤10 g	葛根30 g
川芎10 g			

颗粒剂，6剂，水冲服，日1剂，早、晚饭后温服。

二诊（2023年4月22日）：头晕、头痛好转七成，服中药期间自行停用降压药，血压下降至135/95 mmHg，前胸、后背疼痛减轻，睡眠稍好转，自觉身体发热。守一诊方，合百合地黄汤，7剂，续服。

1周后随访：头晕、头痛已无，血压在（130~140）/（90~95）mmHg。身热已无，睡眠明显好转。

【按语】《中医内科杂病证治新义》中载天麻钩藤饮"治高血压头痛、眩晕、失眠"。若以高血压而论，本方所用黄芩、杜仲、益母草、桑寄生等具有镇静安神、降压缓痛之功，且研究表明，上药均有降低血压的作用，临床可治疗以头痛、眩晕、失眠、舌红、苔黄、脉弦为主的高血压。本案患者症状及舌脉与之相符，予天麻钩藤饮，血压趋于正常，症状大减。另患者觉身体发热、睡眠欠佳，合用百合地黄汤以清除内热、调理睡眠。如《圆运动的古中医学》中载："吐下发汗，可以解除内热，今不经吐下发汗，病形如初。内热瘀塞，地黄涤荡瘀热，百合清百脉之热也。"

《外台》茯苓饮合百合地黄汤调治眩晕（高血压）案

患者： 郭某，女，58岁。身高160 cm，体重75 kg。体型偏胖，面色正常。2023年5月7日初诊。

主诉： 头晕、头蒙3年，再发1个月。

现病史： 3年前患者出现头晕、头蒙，测血压升高，最高达180/100 mmHg，于当地医院诊断为"高血压病"，日常服用"吲达帕胺片"，血压控制欠佳。1个月前头晕、头蒙再发，不伴头痛、恶心等不适，自测血压150/95 mmHg，来诊。

刻下症： 头晕，头蒙，晨起口干、口苦，纳食欠佳，食后腹胀，肚脐下明显，眠差，入睡困难，夜间1~2点方能入睡，二便正常。舌淡胖，苔腻，脉弦。时测血压156/98 mmHg。

诊断： 眩晕（高血压）。

处方：《外台》茯苓饮合百合地黄汤

| 党参15 g | 茯苓15 g | 白术15 g | 枳壳15 g |
| 陈皮30 g | 生姜15 g | 百合30 g | 生地黄30 g |

7剂，水煎服，日1剂，早、中、晚饭后温服。

4天后随访： 头晕、头蒙、腹胀已无。口干、口苦减轻，眠差、入睡困难明显改善，服药后整体改善七成。今日测血压109/85 mmHg，稍有头沉。

二诊（2023年6月4日）： 头晕、头蒙、腹胀未再发。睡眠亦较前改善。仍口苦，血压控制可。守一诊方，合四妙散，加天麻15 g、钩藤15 g，14剂，巩固治疗。

【按语】《外台》茯苓饮出自东汉张仲景之《金匮要略·痰饮咳嗽病脉证并治》："《外台》茯苓饮，治心胸中有停痰宿水……气满不能食。消痰气……"此方为太阴里虚寒、痰饮水湿内停，治疗腹胀、心下痞塞、纳差等症收效甚佳。患者头晕、头蒙，食后腹胀，肚脐下明显，观其体型偏胖，"肥人多痰湿"，兼见其舌淡胖，苔腻，故考虑患者为痰湿体质，予以《外台》茯苓饮。另患者口苦、纳食不佳、眠差，即百合病"意欲食复不能食""欲卧不能卧""口苦"之意，选用百合地黄汤。两方合用，罩消痰气、补益心神，疾病很快向愈。

温胆汤合半夏厚朴汤调治郁病案

患者： 王某，女，41岁。身高160 cm，体重50 kg。体型适中，面色淡黄。2022年10月8日初诊。

主诉： 焦虑、抑郁1个月余，加重1周。

现病史： 1个月余前患者出现情绪焦虑，自觉舌体有灼热感，于当地医院诊断为"灼口综合征"，给予中药治疗，效欠佳。近1周上述症状加重，伴见紧张、汗出等症，来诊。

刻下症： 焦虑、抑郁，舌体有灼烫感，汗出，怕冷、怕热，易上火，易紧张，易疲倦乏力，无口干、口苦。食欲一般，眠差，入睡困难，大小便正常。舌红，苔腻，脉弦细。

诊断： 郁病。

处方： 温胆汤合半夏厚朴汤

竹茹10 g	枳壳15 g	陈皮15 g	茯苓15 g
生姜15 g	大枣20 g	甘草10 g	半夏15 g
厚朴15 g	紫苏梗15 g	酸枣仁15 g	合欢皮15 g

7剂，水煎服，日1剂，早、中、晚饭后温服。

二诊（2022年10月17日）： 焦虑、抑郁较前缓解五成。舌体灼热感已无。汗出减轻，睡眠好转。守一诊方，7剂，巩固疗效。

【按语】温胆汤、半夏厚朴汤均属半夏类方剂，是调理情志的专方。《三因极一病证方论》中载："（温胆汤）治心胆虚怯，触事易惊，或梦寐不祥，或异象感惑……或短气悸乏，或复自汗，四肢水肿，饮食无味，心虚烦闷，坐卧不安。"温胆汤的方证关键为心烦、失眠、心悸易惊、舌苔腻。本案患者焦虑、抑郁、失眠、易紧张，兼见汗出、易疲倦，予以温胆汤。半夏厚朴汤主治"咽中如有炙脔"，其范围上至鼻咽，下至脘腹，治疗局部器官感觉障碍及各种焦虑、抑郁症。此患者长期焦虑、抑郁，又具舌体灼热的感觉障碍，予以半夏厚朴汤。方证相应，症状大减。

乌梅丸加味调治不寐案

患者：李某，女，61 岁。2023 年 11 月 7 日初诊。

主诉：入睡困难 10 年余，加重 15 天。

现病史：10 年余前患者无明显诱因出现失眠，表现为入睡困难，入睡前自觉心中悸动不安，足部发凉，口服"右佐匹克隆片 1~2 片"后可入睡，凌晨 2~3 点易醒，醒后再难入睡。近 15 天上述症状加重，伴胸闷、气短、烦躁，偶有头蒙，来诊。

刻下症：入睡困难，凌晨 2~3 点易醒，醒后难以入睡，午后及夜间入睡前自觉心悸，口苦，偶有头蒙、胸闷、气短，情绪烦躁，脚凉，手温。纳可，大便不成形，1~2 天一行，小便正常。舌质淡红，苔薄黄，左脉沉弦，右脉沉微。

既往史：2023 年 6 月于"南阳市第二人民医院"行"甲状腺切除术"；高血压病史 3 个月余。

诊断：不寐。

处方：乌梅丸加味

乌梅 15 g	细辛 3 g	桂枝 12 g	黄连 6 g
黄柏 6 g	当归 12 g	沙参 12 g	花椒 6 g
干姜 6 g	附子 6 g	远志 12 g	龙骨 15 g
牡蛎 15 g			

7 剂，水煎服，日 1 剂，早、中、晚饭后温服。

二诊（2023 年 11 月 14 日）：服用 1 剂后睡眠有所改善，醒后能很快入睡，心悸消失。现偶有入睡困难，口苦，口干欲饮，心急、烦躁，气短、乏力，纳食一般，大便每天 1 次，不成形。舌淡红，苔黄，脉沉弦。守一诊方，合黄连阿胶汤，龙骨、牡蛎各加至 20 g，7 剂，续服。另嘱右佐匹克隆片减为半片/次。

三诊（2023年11月21日）：服用二诊方3剂后睡眠明显改善，右佐匹克隆片减至1/4片，心急、烦躁减轻。近2天进食生冷后凌晨5点出现胃脘部疼痛不适，食欲减退，大便不成形。舌质红，苔黄厚，脉沉弦。给予乌梅丸合半夏泻心汤，7剂，续服。

【按语】临床上引起失眠的原因很多，乌梅丸治疗失眠需要注意以下几个特点：易醒时间多在凌晨2~3点；平素容易上火；同时兼见畏寒肢冷、大便不调或稀便。这些寒热错杂症状的主要病机为肝阳馁弱，失其升发条达之性，阳不入阴而致失眠，出现一系列复杂症状。乌梅丸是《伤寒论》厥阴病篇的主方："厥阴病欲解时，从丑至卯上（凌晨1~7点）。"正常情况下人顺应自然规律，足厥阴肝经气血从丑时开始旺盛，往往会借助自然之力抗邪外出，故病欲解。从子午流注上看，丑时属肝经运行时，此时肝经气血旺盛，若此时肝经能量不足，阴阳就顺接不畅。乌梅丸的精妙之处在于使阳气升极而降，从而达到阴阳交合的目的。同时，该方还兼顾了补阴和清热两方面的治疗，构成一个良性循环，这正是乌梅丸临床疗效所在。

吴茱萸汤调治头痛案

患者：何某，女，70岁。身高156 cm，体重55 kg。体型中等，面色暗。2023年5月14日初诊。

主诉：头痛10天，再发加重1天。

现病史：10天前患者外出受凉后出现头痛，呈发作性胀痛，难以忍受，甚则影响睡眠，自行服用止痛药后缓解（具体用药不详）。1天前外出受风遇凉后上述症状再发加重，头痛如裂，持续不缓解，程度时轻时重，无恶心、呕吐，为求中医诊治，来诊。

刻下症：头痛如裂，影响睡眠，受风或遇冷后加重，遇热得舒，无恶心、呕吐。平素喜凉食，天热时尤甚。纳食尚可，睡眠受头痛影响不佳。二便正常。舌暗红，苔腻，脉沉弦。

诊断：头痛。

处方：吴茱萸汤

吴茱萸 9 g　　党参 15 g　　生姜 30 g　　大枣 30 g

颗粒剂，6剂，水冲服，日1剂，早、晚饭后温服。

二诊（2023年5月21日）：头痛减半，偶有头蒙。纳眠可，二便调。守一诊方，吴茱萸加至15 g，合泽泻汤，加川芎30 g，6剂，续服。

三诊（2023年5月28日）：头痛明显减轻，汗出后缓解，近2天未再发。无头蒙，仍口干。守二诊方，6剂，巩固疗效。

【按语】患者头痛，受风或遇冷后加重，给予吴茱萸汤。关于本方的记载，《伤寒论辩证广注》描述："……善治痰涎上攻头痛……盖头痛虽由厥阴经阴寒之气上攻，实系胃中虚寒之极所致，得温得补……头痛亦除矣。即吴茱萸汤一方，而用之得宜，神效如此。"简而言之，吴茱萸汤主治中焦寒饮冲逆诸症，上冲头部则出现头痛；头为诸阳之会，寒饮之邪致头部阳气无处散发，而出现受风或受凉后症状明显。再结合舌暗、苔腻、脉沉弦，为水饮内盛之象，遂给予吴茱萸汤。药后头痛基本已无，尽显神效。

五苓散调治眩晕（高血压）案

患者： 宋某，男，43岁。身高163 cm，体重65 kg。体型适中，面色偏暗。2023年5月14日初诊。

主诉： 头晕2个月余。

现病史： 2个月余前患者突发头晕，测血压波动于（140~150）/（100~105）mmHg，不规律服用"硝苯地平片"治疗，效不佳。近日因天气变化，头晕频发，偶发头闷痛，来诊。

刻下症： 头晕，头痛，闷胀不适，无恶心、呕吐，无口干、口苦，饮水量正常，无怕冷、怕热。食欲正常，睡眠可，平素大便不成形，小便正常。舌淡胖，有齿痕，苔润，脉沉。

诊断： 眩晕（高血压）。

处方： 五苓散

茯苓15 g	桂枝12 g	白术15 g	泽泻20 g
猪苓15 g	天麻30 g	钩藤30 g	

颗粒剂，6剂，水冲服，日1剂，早、晚饭后温服。

二诊（2023年5月21日）： 头晕、头痛消失，大便正常。现口干，血压在（130~140）/（100~105）mmHg。守一诊方，15剂，巩固疗效。

【按语】 由于天气变化患者头晕频发，伴见血压偏高，偶发头闷痛。《博文类纂》记载："春夏之交……霖雨乍歇，地气蒸郁，令人骤病。"结合其平素大便不成形，舌体胖大，有齿痕，脉沉，当责于水饮。《金匮要略》亦云："脉得诸沉，当责有水。"五苓散被誉为"古今利水第一方"。清代医家柯琴《伤寒来苏集·伤寒论注》曰："猪苓色黑入肾，泽泻味咸入肾，具水之体。茯苓味甘入脾，色白入肺，清水之源。桂枝色赤入心，通经发汗，为水之用。合而为散，散于胸中则水精四布，上滋心肺，外溢皮毛，通调水道。"汉方家矢数道明常用此方治疗水饮偏盛之头晕、头痛。遂予五苓散，药到效显。

玉女煎调治牙痛案

患者：董某，女，52岁。身高158 cm，体重63 kg。体型偏胖，面色正常。2023年6月4日初诊。

主诉：牙痛1周。

现病史：1周前患者出现牙痛，夜间疼痛较为明显，伴见牙龈肿胀，自觉牙龈处有热感，冷、热刺激后疼痛剧烈，牙痛侧无龋齿，于当地诊所就诊，用药（具体不详）后症状稍缓，其后复发，来诊。

刻下症：牙痛，夜间疼痛明显，伴牙龈肿胀，疼痛时自觉有热感，冷、热刺激后疼痛剧烈，劳累后头痛，休息后缓解，平时易上火，口腔溃疡。纳眠可，大便干结，小便正常。舌红，苔腻，脉弦。

既往史：痔疮，偶有便血。

诊断：牙痛。

处方：玉女煎

熟地黄20 g	石膏80 g	牛膝30 g	知母20 g
麦冬20 g	川芎30 g		

颗粒剂，6剂，日1剂，水冲服，早、晚饭后冲服。

二诊（2023年6月15日）：牙痛基本消失，偶有夜间牙痛，遇冷、热刺激后易发，头痛已无，口腔溃疡缓解，易上火。纳眠可，二便调。另诉既往有痔疮病史，偶有便血。舌暗胖，苔腻，脉弦。守一诊方，去川芎，合赤小豆当归散，15剂，续服。

三诊（2023年7月6日）：牙痛消失，牙龈部偶有发痒，大便偏稀。纳眠可，小便正常。守二诊方，加山药40 g、细辛5 g、桂枝10 g、川芎10 g，6剂，续服。

四诊（2023年7月13日）：牙龈部发痒消失，大便不干，偶有便血，守三诊方，加当归 10 g，6 剂，巩固调理。

【按语】玉女煎为经典名方，出自《景岳全书》："治水亏火盛，六脉浮洪滑大。少阴不足，阳明有余，烦热干渴，头痛牙疼，失血等证。"对伴见头痛、齿松牙衄、烦热干渴的牙痛疗效如神。患者牙痛，伴见头痛，虽未见齿松牙衄，但伴牙龈肿胀，口腔溃疡，未有干渴，却有便干，予以玉女煎。玉女煎正应患者所急，诸症皆疗，再合以上行头目之川芎缓其头痛。一诊中病，牙痛、头痛、便干即消，其后复诊自诉饱受痔疮所扰，加用调痔妙方赤小豆当归散，巩固调理。

越婢加术汤调治眩晕（高血压）案

患者：孟某，男，24岁。身高173 cm，体重93 kg。体型偏胖，面色黄肿。2023年5月7日初诊。

主诉：头蒙1年，再发1周。

现病史：1年前患者出现头蒙，测血压升高，最高达200/102 mmHg，于当地医院诊断为"高血压"，不规律服"依那普利片"降压，血压控制欠佳。1周前头蒙再发，持续不缓解，自测血压160/98 mmHg，来诊。

刻下症：头蒙，易疲劳，下肢乏力，左侧膝关节疼痛，肩颈部发紧，后背湿疹、瘙痒。汗出，口干、口渴，无口苦。纳眠可。大便不畅，小便正常。舌暗红，苔燥，脉弦。

辅助检查：心电图示窦性心动过缓，心率55次/分。生化检查示谷丙转氨酶53 U/L、尿酸664 μmol/L、视黄醇结合蛋白79.4 mg/L、甘油三酯3.2 mmol/L、低密度脂蛋白3.26 mmol/L。

既往史：痛风。

诊断：眩晕（高血压）。

处方：越婢加术汤

麻黄 15 g	石膏 45 g	生姜 15 g	大枣 20 g
甘草 10 g	白术 30 g		

7剂，水煎服，日1剂，早、中、晚饭后温服。

二诊（2023年5月13日）：头蒙改善七成。汗出、下肢乏力、左侧膝关节疼痛、颈肩部发紧明显减轻，后背湿疹、瘙痒缓解。近1周未监测血压。守一诊方，7剂，巩固治疗。

【**按语**】患者形体偏胖，口渴，汗出，易疲劳，湿疹，舌暗红，苔燥，提示体内有湿热之象。《凌临灵方》言："内热烦渴，体力疲惫，眩晕昏黑。"

水湿停聚，郁而化热，湿热上扰，发为眩晕。《金匮要略》载越婢加术汤"治肉极，热则身体津脱，腠理开，汗大泄，厉风气，下焦脚弱"。其方证为汗出、口干、疲倦乏力。本案患者疲劳，下肢乏力，汗出，口干，口渴，符合越婢加术汤方证。对于原条文提及的"肉极"一词，后世有很多理解，有人认为是"肌肉痿弱困怠"之意，也有人认为是"皮肤上肉色凸起"之意，等等。笔者倾向于后者。本案患者后背湿疹、瘙痒，可以理解为"肉极"的另一种表现形式。综上，遂予越婢加术汤。药后眩晕得止，汗出、乏力得减，湿疹得缓。

枳实薤白桂枝汤合茯苓杏仁甘草汤加味调治胸痹案

患者：宋某，女，67岁。身高160 cm，体重75 kg。体型肥胖，面色暗黄。2023年3月26日初诊。

主诉：发作性胸闷1周。

现病史：1周前患者无明显诱因出现胸闷，气短，偶有胸痛，每次发作持续3~5分钟，活动后明显，伴乏力，怕冷，无咳嗽、水肿、口干口苦，无出汗，来诊。

刻下症：胸闷，气短，偶有胸痛，每次发作持续3~5分钟，活动后明显，发作时腹部有气上冲至心脏感，乏力，怕冷，咽中有异物感。纳可，眠差，易醒，醒后难再入睡。二便调。舌红，胖大，苔腻，脉弦。

既往史：2型糖尿病10年；冠心病6年。

诊断：胸痹。

处方：枳实薤白桂枝汤合茯苓杏仁甘草汤加味

枳壳15 g	薤白55 g	桂枝12 g	栝楼15 g
厚朴15 g	茯苓30 g	杏仁10 g	甘草10 g
酸枣仁15 g	合欢皮15 g	白薇10 g	柏子仁15 g

7剂，水煎服，日1剂，早、中、晚饭后温服。

二诊（2023年4月2日）：胸闷明显好转，胸痛已无。气短减轻，乏力、睡眠亦改善。仍怕冷，咽中有异物感。二便调。守一诊方，7剂，续服。

5天后随访：胸闷基本消失，胸痛未再发。气短、乏力已无，咽中异物感消失，纳眠可，二便调。

【按语】患者胸闷，气短，偶有胸痛，发作时腹部有气上冲至心脏感，诊断为胸痹。《金匮要略》记载："胸痹，心中痞，留气结在胸，胸满，胁下逆抢心，枳实薤白桂枝汤主之。"该患者胸痹发作时有"腹部有气上冲至心脏感"，可理解为"胁下逆抢心"，结合方证，遂予枳实薤白桂枝汤。又见患者体型偏胖，舌胖大，苔腻，知其水饮较盛。《医宗金鉴》云："胸中气塞短气，不足以息……水盛气者，则息促，主以茯苓杏仁甘草汤，以利其水，水利则气顺矣。"故合用茯苓杏仁甘草汤。另见患者眠差、易醒、醒后难再入睡，加用酸枣仁、合欢皮、白薇、柏子仁四味安神良药。诸药合用，疾病向愈。

半夏厚朴汤合吴茱萸汤调治新型冠状病毒感染后胸痹、头痛案

患者：刘某，女，36岁。身高167 cm，体重58 kg。体型偏瘦，面色偏黄。2023年6月29日初诊。

主诉：胸闷6个月，加重伴头痛1个月。

现病史：6个月前患者感染新型冠状病毒后出现胸闷、憋胀感，伴咽部不适，偶有吞咽时疼痛，自觉咽中异物感，咯之不出，咽之不下，无胸痛、心悸、头痛。1个月前再次感染新型冠状病毒后上述症状加重，伴头痛，于我院耳鼻喉科诊断为"鼻窦炎"，经住院治疗后头痛好转，仍胸闷、咽中异物感明显，时有头蒙，来诊。

刻下症：胸闷，憋胀，自觉咽中异物感，咯之不出，咽之不下，似有气上顶感，咽部不适，偶有吞咽时疼痛，头痛，时有头蒙，烦躁，易怒。纳眠可，二便正常。舌暗红，苔腻，脉弦，左手溢脉明显。

诊断：胸痹；头痛。

处方：半夏厚朴汤合吴茱萸汤

姜半夏 10 g	厚朴 10 g	茯苓 10 g	紫苏梗 10 g
吴茱萸 9 g	党参 15 g	大枣 30 g	生姜 30 g

颗粒剂，6剂，水冲服，日1剂，早、晚饭后冲服。

二诊（2023年7月8日）：胸闷、咽部阻塞感减轻四成，头痛减轻七成，吹空调后头痛反复。现头蒙，胸中堵塞感，自觉呼吸不畅。焦虑，情绪低落，胸闷及头痛症状随天气、心情变化明显。大便干，2~3天一行，小便正常。守一诊方，合四逆散，6剂，续服。

三诊（2023年7月15日）：胸闷减轻六成。咽中异物感消失。头痛偶有发作，昨日受风后左侧头痛。口干、口苦，饮不解渴，喝药后胃稍痛，

纳可，眠差，易醒。舌红，苔腻。守一诊方，去厚朴、紫苏梗，21剂，巩固治疗。

【按语】患者胸闷，憋胀，自觉咽中异物感，咯之不出，咽之不下，辨为半夏厚朴汤证。如《医宗金鉴》言："咽中如有炙脔，谓咽中有痰涎，如同炙肉，咯之不出，咽之不下者，即今之梅核气病也。"遂予半夏厚朴汤。患者又见头痛，左手溢脉，考虑吴茱萸汤。吴茱萸汤载于《伤寒论》，主治"呕而胸满者"及"少阴病，吐利，手足逆冷，烦躁欲死者"。孙思邈在张仲景"呕而胸满兼见烦躁"基础上认识到："吴茱萸汤，治胸中积冷，心嘈烦满汪汪。"本案患者苦于胸闷，胸中憋胀，自觉咽中似有气上冲，兼之心情烦躁，常欲发火，遂合用吴茱萸汤，头痛、胸闷兼而治之。二诊加用四逆散，辅助半夏厚朴汤加强调畅气机之力。

柴胡桂枝干姜汤合当归芍药散调治新型冠状病毒感染后头痛（高血压）案

患者： 王某，女，60岁。身高162 cm，体重80 kg。体型肥胖，面色暗黄。2023年4月27日初诊。

主诉： 头痛4个月，加重2天。

现病史： 4个月前患者感染新型冠状病毒时出现头痛，病毒核酸检测转阴后头痛持续不缓解，间断服用"养血清脑颗粒、天麻头痛片"后可减轻。2天前无明显诱因头痛加重，伴心前区隐痛，无头晕、恶心、发热，自测血压150/81 mmHg，来诊。

刻下症： 头痛，血压偏高，波动于150/81 mmHg左右，心前区隐痛，晨起口干、口苦。纳食尚可，睡眠欠佳，夜间易醒，醒后难再入睡。大便质稀，小便正常。舌红，苔腻，脉涩。

既往史： 2型糖尿病3年，服用二甲双胍片，血糖控制可。

诊断： 头痛（高血压）。

处方： 柴胡桂枝干姜汤合当归芍药散

柴胡 24 g	桂枝 6 g	干姜 6 g	天花粉 15 g
牡蛎 15 g	黄芩 10 g	甘草 6 g	当归 20 g
白芍 10 g	川芎 30 g	白术 15 g	泽泻 15 g
茯苓 15 g			

颗粒剂，6剂，水冲服，日1剂，早、晚饭后温服。

二诊（2023年5月3日）： 头痛明显减轻。血压下降，波动在135/80 mmHg左右，口干、口苦较前减轻。纳可，睡眠改善。二便正常。守一诊方，6剂，巩固疗效。

1周后随访： 头痛好转九成，仅劳累后稍有，血压维持在正常范围。

稍有口干、口苦。纳眠可，二便正常。

【按语】柴胡桂枝干姜汤为治疗寒热错杂、上热下寒的代表方。本案患者舌红，此为体内有热；头痛、心前区隐痛、口干口苦、眠差多由内热扰于上所致；便溏为下焦有寒。刘渡舟在《伤寒论十四讲》中说："……证见胁痛、腹胀、便溏、泄泻、口干者，往往有效。若糖尿病见有少阳病证者，本方（柴胡桂枝干姜汤）也极合拍。"恰本案患者血糖偏高，且晨起口干、口苦，为少阳证表现，遂予此方。再结合苔腻、脉涩，为水饮、瘀血同在，《岳美中医案集》中记载："此方（当归芍药散）之证……或上迫心下及胸……痛时或不能俯仰……属血与水停滞……合用之，既疏瘀滞之血，又散郁蓄之水。"遂合用当归芍药散，加大川芎用量。两方合用，疗效甚佳。

柴胡加龙骨牡蛎汤调治新型冠状病毒感染后心悸案

患者: 张某,男,34岁。身高170 cm,体重85 kg。体型偏胖,面色正常。2023年2月25日初诊。

主诉: 发作性心悸2个月余。

现病史: 2个月余前患者感染新型冠状病毒后出现发作性心悸,自觉心率增快,伴胸闷、怕冷,于当地医院就诊,动态心电图示"窦性心律,平均心率大于80次/分;偶见二度Ⅰ型房室传导阻滞;部分时间部分ST–T改变;心率变异性正常"。予"酒石酸美托洛尔片、辅酶Q_{10}胶囊"治疗,服药后心悸症状稍减,发作频次同前,自测心率时快时慢,每日下午心悸明显,来诊。

刻下症: 心悸,胸闷,易疲乏,烦躁,怕冷。纳眠差,入睡困难,多梦易醒,二便调。舌淡,苔腻,有齿痕,脉弦。

诊断: 心悸。

既往史: "高尿酸血症",规律服"非布司他片"。

处方: 柴胡加龙骨牡蛎汤

柴胡 18 g	龙骨 30 g	牡蛎 30 g	黄芩 10 g
大黄 10 g	桂枝 15 g	半夏 15 g	茯苓 15 g
党参 15 g	生姜 15 g	磁石 20 g	大枣 20 g

颗粒剂,6剂,水冲服,日1剂,早、晚饭后温服。

二诊(2023年3月4日): 心悸、胸闷明显减轻,美托洛尔片自行减半,食欲好转,怕冷减轻,疲乏、烦躁稍缓解,眠差稍改善。另诉偶有右下腹痛,检查尿酸高(服用非布司他片)。守一诊方,加土茯苓30 g、合欢皮15 g、薏苡仁30 g、陈皮15 g,6剂,续服。

三诊(2023年3月12日): 心悸、胸闷减轻九成,偶有心率稍快。

纳可，眠好转。守二诊方，加枳壳10g，6剂，续服。

四诊（2023年3月19日）：心悸发作频次明显减少，左胁肋下按之则痛，纳可，大便溏，舌淡红，有齿痕，苔腻。守三诊方，6剂，续服。

五诊（2023年4月2日）：心悸缓解，腹痛减轻，纳眠可，大便次数多。舌淡红，有齿痕，苔腻，脉弦。守三诊方，加车前子30g，6剂，巩固疗效。

【按语】患者心悸，眠差，多梦易醒，《医学衷中参西录·论心病治法》云："有其惊悸恒发于夜间，每当交睫甫睡之时，其心中即惊悸而醒，此多因心下停有痰饮，心脏属火，痰饮属水，火畏水迫，故作惊悸也。宜清痰之药与养心之药并用。"患者新型冠状病毒感染后出现怕冷，一为外邪损伤阳气，二为夜间多梦易醒，遂心失所养，阳气郁滞。《伤寒论》第107条曰："胸满烦惊，小便不利，谵语，一身尽重，不可转侧者，柴胡加龙骨牡蛎汤主之。"遂予柴胡加龙骨牡蛎汤。二诊患者症状明显减轻，加陈皮为合二陈汤之意，加强理气化痰之力，巩固疗效，其后复诊，随症加减，效可。

柴苓汤调治新型冠状病毒感染后乏力案

患者： 相某，女，85岁。身高159 cm，体重57 kg。体型略胖，面色偏暗。2023年1月7日初诊。

主诉： 乏力2周。

现病史： 2周前患者感染新型冠状病毒后，出现乏力、低热、咽干咽痛、身体酸痛等症状，口服"小柴胡颗粒、连花清瘟胶囊、头孢"等药物治疗，发热、咽干咽痛、身体酸痛好转，仍有乏力，心悸频繁发作。于当地医院查心电图、心肌酶均未见明显异常，肺部CT示"肺部炎症"，来诊。

刻下症： 乏力，心悸，头晕，动辄汗出，晨起口干、口苦。纳一般，眠差。二便正常。舌暗胖，苔腻，脉弦。

辅助检查： 心电图示窦性心律，心率76次/分；左心室高电压。

诊断： 虚劳。

处方： 柴苓汤

柴胡18 g	黄芩10 g	半夏15 g	生姜15 g
党参15 g	甘草10 g	大枣20 g	茯苓15 g
猪苓15 g	泽泻20 g	白术15 g	桂枝12 g
陈皮15 g			

颗粒剂，12剂，水冲服，日1剂，早、晚饭前温服。

二诊（2023年1月15日）： 乏力已基本无。心悸、头晕症状减轻，发作次数减少。纳好转，睡眠亦改善。守一诊方，加酸枣仁、合欢皮各15 g，15剂，巩固疗效。

【按语】 柴苓汤为《伤寒论》中小柴胡汤与五苓散的合方。《丹溪心法》中记载柴苓汤"主治伤寒、温热病……症见发热……"，均为现代医学呼吸道感染相关疾病。本案患者高龄，感染新型冠状病毒后免疫系统受损明显，肺部出现炎症，遂考虑此方。此方常用于治疗病后处于恢复期的患者，可提高患者免疫力，恢复饮食，改善体力。再结合患者乏力明显，晨起口干、口苦，汗出，纳一般，舌胖，苔腻，与柴苓汤更为契合。药后诸症明显好转，"其功甚捷，而其治又甚妙"，继服数剂以巩固疗效。

茯苓泽泻汤调治新型冠状病毒感染后胸痹案

患者： 聂某，男，42岁。身高173 cm，体重63 kg。体型适中，面色正常。2023年3月25日初诊。

主诉： 心前区疼痛3个月。

现病史： 3个月前患者感染新型冠状病毒后出现发热，服用"布洛芬胶囊"对症治疗，大汗出后发热缓解，热退后10余天出现心前区刺痛，伴后背凉，盗汗，轻微活动即汗出。至当地医院，查心电图、心脏彩超、心肌酶三项均未见明显异常（具体报告未见），予"参松养心胶囊"治疗，效欠佳，来诊。

刻下症： 心前区刺痛，心中有紧缩感，伴后背凉，盗汗，口渴，易疲乏。纳眠可，二便调。舌淡、胖大，苔腻，脉弦数。

诊断： 胸痹。

处方： 茯苓泽泻汤

| 茯苓 30 g | 桂枝 15 g | 肉桂 10 g | 白术 15 g |
| 甘草 10 g | 泽泻 35 g | 生姜 15 g | 枳壳 15 g |

颗粒剂，15剂，水冲服，日1剂，早、晚饭后温服。

二诊（2023年4月8日）： 心前区刺痛、后背凉、口渴、疲乏感明显减轻，偶深吸气时心前区疼痛，夜间盗汗明显减少。守上方，加当归20 g，15剂，巩固疗效。

【按语】 患者感染新型冠状病毒后发热，服药后大汗出，热虽解，其后10余天复汗出，实为《伤寒论》太阳病误治："太阳病，发汗，遂漏不止……"漏汗证，责之于发汗太过，损伤阳气，卫阳虚弱，不能固表，故见汗漏不止；其后汗出更伤阳，以致阳虚失温而见背凉；卫外不固以致汗出，阳虚水停，阻于胸膈，胸中气机不畅，发为胸痹；津液不能上承，故为口渴。《金匮玉函经二注》言此种口渴为："盖阳绝者，水虽入而不散于脉，何以滋润表里，解其燥郁乎？"以茯苓泽泻汤治之，取其"布水精于诸经，开阳存阴，而洽荣卫也"之意。此案之邪既为胸中停滞之饮邪，又为新型冠状病毒未解之余邪，两邪相交结于胸膈，互为依附，故用茯苓泽泻汤温阳化饮，使宿饮去而余邪自散，胸中邪解，诸症自消。

附子理中丸调治新型冠状病毒感染后乏力案

患者：来某，女，58 岁。身高 158 cm，体重 55 kg。体型中等，面色偏白，肤质细腻。2023 年 1 月 28 日初诊。

主诉：乏力 2 个月余。

现病史：2 个月余前患者曾感染新型冠状病毒，后出现乏力，伴胸闷、心悸。于当地医院查冠脉 CTA 示"左前降支中段钙化、非钙化斑块，管腔轻度狭窄；右冠近段非钙化斑块，管腔轻度狭窄"。心电图未见明显异常。心脏彩超示"肺动脉瓣、三尖瓣少量反流，左室舒张功能降低"。上述症状持续不缓解，来诊。

刻下症：精神疲惫，乏力，说话有气无力，胸闷，气短，胸中如有石重压，心悸，怕冷，四肢冰凉。饮食尚可，睡眠欠佳。大便偏干，小便正常。舌暗红，苔腻，尺脉弱。

诊断：虚劳。

处方：附子理中丸

附子 10 g	党参 15 g	白术 15 g	干姜 10 g
甘草 10 g	酸枣仁 15 g	合欢皮 15 g	

颗粒剂，15 剂，水冲服，日 1 剂，早、晚饭后温服。

二诊（2023 年 2 月 9 日）：乏力明显改善。怕冷、胸闷、心悸较前减轻。近日出现颈部不适。守一诊方，12 剂，续服。

三诊（2023 年 2 月 25 日）：乏力已基本无。胸闷、心悸明显减轻。仍怕冷，四肢冰凉。纳可，眠差。守一诊方，加茯苓 15 g，6 剂，调理善后。

1 周后随访：自觉浑身有劲，精神状态明显好转。怕冷、四肢冰凉亦有明显改善，睡眠现已正常。

【按语】《普济方》中记载附子理中丸可治"……腰脚重，厚衣重覆也嫌单，尺脉迟……嗜卧……"等一派阳虚之象。新型冠状病毒伤及人体阳气，本案患者感染后出现乏力、精神不振、怕冷等症，尺脉弱，给予此方。药后诸症好转，仍觉怕冷、四肢冰凉，此为阳虚阴盛的表现，三诊加用茯苓，取茯苓四逆汤之意。《医宗金鉴》中记载"……用茯苓四逆，抑阴以回阳"，且《神农本草经》中记载此药"久服安魂养神"兼顾调理睡眠。两方合用，其效倍增。

附子理中丸合四逆散调治新型冠状病毒感染后心悸（房性早搏）案

患者：王某，男，40岁。身高174 cm，体重85 kg。体型偏胖，面色正常。2023年1月29日初诊。

主诉：心悸10天。

现病史：10天前患者感染新型冠状病毒后出现一过性咳嗽、鼻塞等症状，自行缓解，病程中出现心悸，伴胸闷、气短，于当地医院查24小时动态心电图提示"房性早搏2 048个/24小时"，心脏彩超及生化检查未见明显异常，未治疗，为求中医治疗，来诊。

刻下症：心悸，胸闷，气短，乏力，怕冷，平时易急躁。纳差，眠差、多梦。二便正常。舌暗胖，苔腻，脉弱。

诊断：心悸（房性早搏）。

处方：附子理中丸合四逆散

附子10 g	党参15 g	干姜10 g	白术15 g
甘草10 g	柴胡18 g	白芍15 g	枳壳15 g
酸枣仁15 g	合欢皮15 g		

颗粒剂，15剂，水冲服，日1剂，早、晚饭后温服。

二诊（2023年2月23日）：心悸明显改善。胸闷、气短程度较前减轻，次数减少。饮食、睡眠较前改善。二便正常。舌暗红，苔腻，脉弱。守一诊方，加桂枝10 g，12剂，续服。

三诊（2023年3月9日）：心悸已基本无，饮食正常。稍有胸闷、气短。时有急躁，眠稍欠佳、多梦。二便正常。舌紫暗、胖大、有齿痕，苔腻，脉弦。转方柴胡加龙骨牡蛎汤，15剂，巩固疗效。

【按语】患者感染新型冠状病毒后出现乏力、怕冷、纳差、脉弱等一派寒象，此为病毒伤及人体阳气，上焦阳虚则见心悸、胸闷、气短。附子理中丸是治疗阳虚的常用方，宋代《太平惠民和剂局方》中记载，附子理中丸"治……体冷微汗，手足厥寒……及一切沉寒痼冷，并皆治之"，遂以此方温阳祛寒。患者平素脾气急躁，合用四逆散以解郁、畅情志。药后诸症皆愈，脉象由弱脉转为弦脉，时有情绪急躁、眠差、多梦，转用调节情志的安神方柴胡加龙骨牡蛎汤以善后，巩固疗效。

桂枝加附子汤调治新型冠状病毒感染后虚损案

患者： 宋某，女，68岁。2023年1月29日初诊。

主诉： 后背发凉1个月余。

现病史： 1个月余前（2022年12月中旬）感染新型冠状病毒后出现发热，经西药抗病毒及解热镇痛药物治疗后痊愈，其后出现背部正中处发凉、怕冷，伴气短、乏力，活动后多汗，就诊于他处，服用中药治疗20余天，效差。近1周背部发凉、怕冷渐重，来诊。

刻下症： 后背发凉，恶风，畏寒，遇风皮肤即起"鸡皮疙瘩"，下肢不温、沉重，活动后汗出，气短、乏力，夜间口干。纳眠可，夜尿频，大便偏干。舌质淡，舌中裂纹，苔稍厚，脉沉紧。

诊断： 虚损。

处方： 桂枝加附子汤

> 桂枝12 g　　白芍12 g　　生姜10 g　　大枣10 g
>
> 甘草6 g　　　附子12 g　　党参12 g　　火麻仁20 g

3剂，水煎服，日1剂，早、中、晚饭后温服。

二诊（2023年1月31日）： 后背凉、汗出、恶风均减轻，遇风皮肤不再起"鸡皮疙瘩"，大便干改善。口干，夜尿频。舌质淡，苔稍厚，有裂纹，脉沉紧。守一诊方，加白术15 g，桂枝加至15 g，白芍加至15 g，附子加至15 g，甘草加至12 g，党参改为北沙参15 g，生姜改为干姜6 g，7剂，续服。

三诊（2023年2月7日）： 后背凉基本消失，汗出恶风、下肢不温及夜尿频明显改善。现夜间口干，晨起口苦，活动量大时稍有气短。纳眠可，二便调。舌质淡红，苔薄黄，有裂纹，脉沉。予中成药补中益气丸、麦味地黄丸，巩固疗效。

【按语】《伤寒论》第20条曰："太阳病，发汗，遂漏不止，其人恶风，小便难，四肢微急，难以屈伸者，桂枝加附子汤主之。"该患者前期因感染新型冠状病毒发热，服用大量解热镇痛药退热发汗，大汗出即"遂漏不止"，虽然热退，但表阳虚于前，风邪客于后，而使自汗加重，阴津亦随之外泄，亡津液的同时也伤及阳气。《伤寒论》第304条曰："少阴病，得之一二日，口中和，其背恶寒者，当灸之，附子汤主之。"第305条曰："少阴病，身体痛，手足寒，骨节痛，脉沉者，附子汤主之。"附子汤用于阳气不足诸症，该患者大汗出，背恶寒，恶风，气短、乏力，脉沉，手足寒，皆为阳气受损之象，故二诊时加白术，取合用附子汤之意。方中桂枝汤解肌，附子温经复阳，党参增强固表止汗之力，待阳复津回，则诸症可愈。

苓甘五味姜辛夏杏汤合四逆汤调治新型冠状病毒感染后咳嗽案

患者： 崔某，女，67岁。身高160 cm，体重65 kg。体型偏胖，面色苍白。2023年1月8日初诊。

主诉： 咳嗽1个月余。

现病史： 1个月余前患者感染新型冠状病毒后出现发热、乏力、肌肉酸痛，体温最高37.6 ℃，服用"中药汤剂、柴胡口服液、金花清感胶囊"等1周后体温恢复正常，出现咳嗽，咳痰，清稀色白，难咯，于当地诊所输液治疗，效差，来诊。

刻下症： 咳嗽，咳痰，痰色白、质清稀，难咯，夜间或遇冷加重，伴乏力，夜间口苦，怕冷。纳可，眠差。二便调。舌暗胖，尖红，有齿痕，舌下脉络充盈，苔腻，脉弦。

辅助检查： 胸部CT示右肺上叶轻微炎症，左肺上叶小结节及钙化灶，右肺中下叶肺大疱。

诊断： 咳嗽。

用药： 苓甘五味姜辛夏杏汤合四逆汤

茯苓 15 g	甘草 10 g	五味子 10 g	干姜 10 g
细辛 10 g	半夏 15 g	杏仁 10 g	附子 10 g
酸枣仁 15 g	合欢皮 15 g		

颗粒剂，6剂，水冲服，日1剂，早、晚饭后温服。

二诊（2023年1月13日）： 咳嗽、咳痰、怕冷、乏力等症状已基本痊愈，睡眠亦明显改善。守一诊方，6剂，巩固疗效。

【按语】 患者感染新型冠状病毒后，出现怕冷、乏力，此为病毒伤及阳气所致，阳虚水停，寒饮伏于上焦则出现咳嗽、咳痰，痰色白、质清稀，夜间或遇冷加重。苓甘五味姜辛汤为治疗阳虚水停、寒饮伏于肺的常用方，《金匮要略心典》中记载此方可治"肺中伏匿之寒饮续出也"，《金匮要略》中"支饮者……复内半夏""水去呕止，其人形肿者，加杏仁主之"，加用半夏、杏仁合为苓甘五味姜辛夏杏汤，加重去水饮之力。此外，《珍珠囊》中描述半夏"治寒痰及形寒饮冷伤肺而咳"，《神农本草经》中描述杏仁"主咳逆上气"。加用两药可同时加强祛痰止咳之力。四逆汤功专补阳。两方合用，阳气恢复，寒饮消散，诸症皆愈。

真武汤合附子理中丸加味调治新型冠状病毒感染后眩晕、胸痹案

患者： 张某，男，57岁。身高172 cm，体重83 kg。体型偏胖，面色偏暗。2023年4月13日初诊。

主诉： 头晕4个月余，再发伴心前区刺痛1周。

现病史： 4个月余前患者感染新型冠状病毒后出现头晕，于当地医院多次服用中药调理，效欠佳。1个月前出现心前区刺痛，于当地医院查心脏彩超示"左心室稍大，三尖瓣轻度反流，左心室舒张功能减低"，住院治疗后好转。1周前头晕再发，伴心前区刺痛，行走200 m即气喘，欲跌倒。来诊。

刻下症： 头晕，心前区刺痛，行走即气喘、欲跌倒。后背疼痛，平时易汗出。乏力，怕冷。纳食欠佳，睡眠尚可。大便偏稀，小便次数多，有泡沫。舌淡、胖大，有齿痕，苔腻，脉弦。

既往史： 甲状腺功能亢进症、低蛋白血症病史；高血压病史，服用降压药（具体用药不详），控制尚可。

诊断： 眩晕；胸痹。

处方： 真武汤合附子理中丸加味

附子15 g	白术15 g	茯苓15 g	白芍15 g
干姜10 g	党参15 g	甘草10 g	丹参12 g
当归12 g	乳香12 g	没药12 g	

颗粒剂，15剂，水冲服，日1剂，早、晚饭后温服。

二诊（2023年4月29日）： 头晕、心前区刺痛好转。乏力、怕冷较前好转。平时易感冒，纳食少。大便偏稀，小便次数较前增多。守一诊方，去乳香、没药，加薏苡仁30 g、枳壳10 g，21剂，续服。

三诊（2023年5月20日）：头晕、心前区疼痛已无。乏力明显改善，纳少改善，晨起心悸，二便尚可。守二诊方，加酒萸肉20 g、刘寄奴12 g，21剂，续服。

四诊（2023年6月10日）：头晕、心前区疼痛、乏力已无。时有心悸，晨起头蒙。守三诊方，加川芎10 g、茵陈15 g、藿香10 g，30剂，续服。

五诊（2023年7月8日）：诸症好转，精神状态可，近1周无不适症状。活动后气喘较前明显减轻，现可行走2 km（服药前行走200 m即气喘）。睡眠差时易出现头晕。守四诊方，30剂，巩固疗效。

【按语】本案患者舌淡、胖大、有齿痕、苔腻，脉弦，为里有水饮的表现。头晕，不可过多行走，行走即欲跌倒，如《医方考》中记载："……其人心下悸，头眩，振振欲擗地者，此方（真武汤）主之。"真武汤为治疗水饮常用方，遂予此方。患者乏力、怕冷，与上述诸症皆见于新型冠状病毒感染后，为病毒伤及人体而致功能沉衰之表现，合用附子理中丸振奋人体功能。又见心前区刺痛，为内有瘀血的表现，加用丹参等活血化瘀之药。诸药合用，症状大减。

苓桂术甘汤合橘枳姜汤调治新型冠状病毒感染后眩晕、胸痹案

患者：李某，女，41 岁。身高 156 cm，体重 62 kg。体型偏胖，面色偏黄。2023 年 2 月 9 日初诊。

主诉：头晕 20 天，加重伴胸闷 2 天。

现病史：20 天前患者感染新型冠状病毒后出现头晕，于当地医院住院治疗后，症状稍减轻（具体治疗不详）。2 天前头晕再发，严重时伴呕吐，持续伴头部昏沉，视物模糊，伴胸闷，无头痛，来诊。

刻下症：头晕，严重时伴呕吐，持续伴头部昏沉，视物模糊，伴胸闷，胸部似重物压迫感，耳鸣，脱发，畏寒，无头痛，纳差，眠差，入睡困难，二便调。舌淡胖，苔腻，脉弦。

诊断：眩晕；胸痹。

处方：苓桂术甘汤合橘枳姜汤

茯苓 40 g	桂枝 20 g	肉桂 10 g	白术 20 g
甘草 10 g	陈皮 30 g	枳壳 15 g	生姜 15 g
酸枣仁 15 g	合欢皮 15 g		

颗粒剂，15 剂，水冲服，日 1 剂，早、晚饭后温服。

二诊（2023 年 2 月 23 日）：头晕、胸闷已减轻八成。胸部似重物压迫感、怕冷明显好转，眠差改善。时有头蒙、头沉，活动后明显，仍有耳鸣，自觉听力下降。守一诊方，15 剂，续服。

三诊（2023 年 3 月 16 日）：头晕、胸闷未再发作。胸部似重物压迫感、怕冷基本消失。守一诊方，15 剂，巩固疗效。

【按语】患者感染新型冠状病毒后，出现头晕、胸闷，舌淡胖，苔腻，责之于痰饮。《普济方》云："头眩欲吐，心中温温，胸中不利，但觉旋转，

由此痰饮。"病痰饮者，当以温药和之。对于选方用药，如尤在泾云："痰饮，阴邪也，为有形，以形碍虚则满，以阴冒阳则眩，苓桂术甘温中去湿，治痰饮之良剂，是即所谓温药也。"遂予苓桂术甘汤。另患者胸闷似有重物压迫，为气滞不畅所致，予橘枳姜汤，如《金匮要略直解》言："气塞短气，非辛温之药不足以行之，橘皮、枳实、生姜辛温，同为下气药也。"两方合用，诸症皆愈。

六味小柴胡汤合大黄附子汤加味调治新型冠状病毒感染后咳嗽、胸痹案

患者：张某，女，42岁。身高163 cm，体重57 kg。体型适中，面色正常。2023年2月23日初诊。

主诉：咳嗽2个月，加重伴胸闷、气短1周。

现病史：2个月前患者感染新型冠状病毒后出现发热、咳嗽、咽痛、全身疼痛，口服西药治疗（具体用药不详），发热、咽痛、全身疼痛症状消失，仍咳嗽，干咳无痰，受凉或油烟刺激后明显，自行服用"苏黄止咳胶囊"稍缓解。近1周咳嗽频发，伴胸闷、气短、心悸，剑突下疼痛，伴有两胁部疼痛，劳累后明显，来诊。

刻下症：咳嗽、干咳无痰，受凉或油烟刺激后明显，咽中堵塞感。胸闷，气短，心悸，剑突下疼痛，两胁部疼痛，劳累后明显。畏寒，手脚发凉，无汗出。胃中不适，眠差多梦，大便干结，4~5天一行，小便正常。经期头痛。舌红，苔腻，脉弦。

辅助检查：胸部CT示双肺少许条索影。心电图示窦性心律，心率68次/分，正常心电图。彩超示甲状腺双侧叶囊性结节（TI-RADS 2）；双侧乳腺呈增生样超声改变，双乳低回声结节（BI-RADS 3）、双乳囊性结节（BI-RADS 2）；双侧颈部、腋窝未见异常增大淋巴结。急查心肌酶示肌酸激酶同工酶83 U/L；甲状腺功能三项、血常规未见明显异常。

诊断：咳嗽；胸痹。

处方：六味小柴胡汤合大黄附子汤加味

北柴胡 18 g	黄芩 10 g	半夏 10 g	甘草 10 g
五味子 10 g	干姜 10 g	大黄 10 g	细辛 6 g
黑顺片 6 g	牡蛎 30 g	浙贝母 15 g	玄参 15 g

柏子仁 15 g　　合欢皮 15 g

颗粒剂，6 剂，水冲服，日 1 剂，早、晚饭后温服。

二诊（2023 年 3 月 5 日）：咳嗽、胸闷、气短较前改善八成。咽部堵塞感、心悸、睡眠、大便干结亦明显改善。自诉近期压力大，易上火，口干，打喷嚏，偶有咳嗽。守一诊方，去干姜，加紫苏叶 6 g、白薇 10 g，15 剂，续服。

1 周后随访：胸闷、气短、咳嗽基本消失。

【按语】《伤寒论》小柴胡汤谓："若咳者，去人参、大枣、生姜，加五味子半升、干姜二两。"此为伤寒言，治疗咳嗽，往往获效。陈修园在《医学实在易》中指出："余临证以来，每见咳嗽百药不效者，迳去杂书之条绪纷繁，而觅出一条生路，止于《伤寒论》得之治法。"患者胸闷、两胁肋疼痛、咽部异物感均属于柴胡证的"胸胁苦满"，兼见咳嗽、心悸，予以小柴胡汤古法加减之六味小柴胡汤。《金匮要略》言："胁下偏痛，发热，其脉紧弦，此寒也，以温药下之，宜大黄附子汤。"本案患者畏寒，手脚发凉，大便干结，4~5 天一行，故合用大黄附子汤。诸药合用，病症愈。

肾气丸合生脉饮加味调治新型冠状病毒感染后眩晕（高血压）案

患者： 胡某，男，49岁。身高176 cm，体重78 kg。体型偏胖，面色正常。2023年2月5日初诊。

主诉： 发热1周，头晕3天。

现病史： 1周前患者感染新型冠状病毒后，出现发热、全身酸痛、咽痛等症状，服用"布洛芬、连花清瘟胶囊"后上述症状好转。3天前出现头晕、头蒙，身痒，夜间明显，1天前头晕再发，伴双手指尖麻木，自测血压160/110 mmHg，服用"非洛地平缓释片半片"后血压降至140/90 mmHg，自觉心率快，来诊。

刻下症： 头晕、头蒙，乏力，身痒，双手指尖麻木，易汗出。无口干、口苦。纳眠可，二便调。舌暗胖，苔腻，舌尖红，脉弱。血压140/90 mmHg。

辅助检查： 颅脑CT未见明显异常。心电图示窦性心律，心率94次/分，正常范围心电图。心脏彩超示二、三尖瓣轻度反流，左室功能减低。生化检查示葡萄糖7.24 mmol/L，胆固醇4.90 mmol/L，低密度脂蛋白2.41 mmol/L，甘油三酯2.75 mmol/L。

诊断： 眩晕（高血压）。

处方： 肾气丸合生脉饮加味

生地黄 40 g	山药 20 g	酒萸肉 20 g	泽泻 15 g
牡丹皮 15 g	茯苓 15 g	黑顺片 10 g	肉桂 10 g
党参 15 g	麦冬 15 g	五味子 10 g	荆芥 10 g
防风 10 g	菊花 30 g	决明子 15 g	玉米须 20 g

14剂，水煎服，日1剂，早、中、晚饭后温服。

1周后随访：头晕、头蒙好转八九成。身痒消失，乏力明显好转，汗出减少。血压维持在（130~135）/（80~90）mmHg。

【按语】患者感染新型冠状病毒后，服用寒凉药物，损伤体内阳气，阳损及阴，肾阴不足，失于滋养，虚热内扰，出现头晕、乏力，易汗出，舌尖红，脉弱，给予肾气丸滋阴补肾。需要说明的是，对于肾气丸具有"滋阴补肾"之功效，并非笔误，我之前有专篇论述：仲景肾气丸非补肾阳之品，而是补肾阴之方也。正确理解方中附子、桂枝的作用，更有助于理解肾气丸之本意，正如《医宗金鉴》引柯琴言："此肾气丸纳桂、附于滋阴剂中十倍之一，意不在补火，而在微微生火。"即本方不在于补肾阳而在于滋肾阴，使失调的阴阳得以平衡，血压趋于正常。患者易汗出，舌尖红，合用生脉饮益气养阴敛汗。给予荆芥、防风缓解患者身痒，菊花、决明子、玉米须辅助降压。诸药合用，诸症大减。

五味石膏汤加味调治新型冠状病毒感染后头痛案

患者：张某，男，10岁。身高151 cm，体重35 kg。体型消瘦，面色发黄。2023年7月9日初诊。

主诉：发热后出现头痛1个月，加重1周。

现病史：1个月前患者二次感染新型冠状病毒后出现发热，体温最高42 ℃，于当地医院儿科就诊，服用"布洛芬混悬液"2天后体温降至正常。之后间断出现头痛，每次持续10分钟左右可自行缓解，伴鼻塞，流涕、色黄，未予治疗。1周前无明显诱因头痛加重，频繁发作，伴鼻音重，来诊。

刻下症：头痛，鼻塞，流涕、色黄，鼻音重，自觉鼻中发痒，无头晕。纳食欠佳，睡眠正常。大便偏干，3~5天一行，小便正常。舌红，胖大，苔腻，脉数。

既往史：鼻炎。

诊断：头痛。

处方：五味石膏汤加味

桔梗10 g	玄参15 g	茯苓15 g	杏仁10 g
半夏15 g	生姜10 g	石膏30 g	五味子10 g
川芎30 g	苍术10 g	山药10 g	神曲10 g

6剂，水煎服，日1剂，早、中、晚饭后温服。

1周后随访：头痛已基本无。流涕明显减少，鼻音已无。纳食可，二便正常。未诉其他不适。

【按语】患者二次感染新型冠状病毒后出现头痛，结合既往鼻炎病史及症状表现，如鼻塞，流涕、色黄，鼻音重，自觉鼻中发痒，考虑为"鼻炎"所致。《四圣心源》记载鼻炎病机："肺气初逆则涕清，迟而肺气埋郁，清化为浊，则滞塞而胶黏……皆肺气逆行之所致也。其中气不运，肺金壅满，即不感风寒，而浊涕时下，是谓鼻渊。鼻渊者，浊涕下不止也。"提示肺气逆行，清气变浊，浊气化热，浊涕不止。并给出良方——五味石膏汤，本方为黄元御治疗鼻炎四大神方之一，擅长"治肺热鼻塞，浊涕粘黄者"，遂予之。另患者纳食欠佳，《神农本草经》中记载"苍术……消食……""薯蓣，味甘温，主伤中，补虚羸……""神曲……主化水谷宿食……健脾暖胃"，此三药均为调理饮食之常用药。用药后诸症大减，未再反复。

血府逐瘀汤调治新型冠状病毒感染后不寐案

患者：翟某，女，65岁。身高150 cm，体重50 kg。体型偏瘦，肤色萎黄。2023年4月2日初诊。

主诉：入睡困难3个月，加重2天。

现病史：3个月前患者感染新型冠状病毒后出现入睡困难，未治疗，睡眠时间愈发缩短。近2天彻夜难眠，伴烦躁，双目困涩至极，难以睁开，精神状态欠佳，昏昏欲睡，来诊。

刻下症：入睡困难，彻夜难眠，伴烦躁，双目困涩。口干咽燥，双下肢麻木、无力。纳可，大便偏干，2~3天一行，小便频。舌暗红，苔腻，舌下络脉瘀暗，脉弦涩滞。

既往史：中度抑郁症病史，服有抗焦虑药物。

诊断：不寐。

处方：血府逐瘀汤

桃仁 10 g	红花 10 g	当归 15 g	生地黄 15 g
赤芍 15 g	川芎 10 g	柴胡 15 g	枳壳 10 g
甘草 6 g	桔梗 10 g	牛膝 15 g	白薇 10 g
柏子仁 15 g			

颗粒剂，15剂，水冲服，日1剂，早、晚饭后温服。

二诊（2023年4月16日）：睡眠改善，每晚睡眠时间4~5小时。双下肢麻木、无力、口渴较前改善。大便偏干，2~3天一行，小便频。守一诊方，当归加至30 g，加益智仁30 g、金樱子15 g、丹参30 g，15剂，续服。

三诊（2023年5月14日）：睡眠明显改善。双下肢困乏程度较前减轻，口干咽燥减轻，时有头晕。大便偏干，小便频。守二诊方，合栝楼牡蛎散，加黄芪30 g，15剂，续服。

2 周后随访：近期睡眠尚可，自觉心情舒畅。双下肢困乏、口干咽燥亦有明显改善。小便频好转，大便稍干。

【按语】患者感染新型冠状病毒后出现不寐，给予血府逐瘀汤治疗。关于本方的记载，王清任在《医林改错》中注解："夜不安者，将卧则起，坐未稳，又欲睡，一夜无宁刻，重者满床乱滚，此血府血瘀。此方服十余付，可除根。"结合患者舌暗，舌下络脉充盈瘀暗，脉弦涩滞，为内有瘀血。且既往有中度抑郁病史，平素情绪欠佳。王氏立方用药重视气血，"治病之要诀，在明白气血"。血府逐瘀汤为活血化瘀代表方，运用此方可使周身之气通而不滞，血活而不留瘀，气畅血行，何患疾病不除。药后舒适入眠，烦躁心情亦不见。

炙甘草汤调治新型冠状病毒感染后心悸（室性早搏）案

患者：杨某，女，44岁。身高152 cm，体重68 kg。体型偏胖，面色正常。2023年2月2日初诊。

主诉：心悸1周。

现病史：1周前患者感染新型冠状病毒后出现心悸，间断发作，平卧时及劳累后加重，无胸闷、胸痛、头晕、黑蒙，无恶心、呕吐、口干、口苦。来诊。

刻下症：心悸，每次发作持续数分钟至数小时不等，无胸闷、气短，纳可，眠差，二便调。舌暗胖，有齿痕，苔腻，脉弱结代。

辅助检查：心电图示窦性心律，心率70次/分；频发室性早搏。

诊断：心悸（室性早搏）。

处方：炙甘草汤

甘草30 g	党参15 g	桂枝10 g	生姜10 g
麦冬30 g	生地黄30 g	阿胶10 g	大枣20 g
火麻仁15 g			

颗粒剂，6剂，水冲服，日1剂，早、晚饭后温服。

二诊（2023年2月9日）：早搏明显减少，情绪波动或失眠后早搏明显。守一诊方，加酸枣仁15 g、合欢皮15 g，7剂，续服。

三诊（2023年2月23日）：早搏基本消失，睡眠改善明显，偶午休后心悸，易呃逆，晚餐后胃脘部多胀痛。守二诊方，合枳术丸，7剂，续服。

四诊（2023年3月9日）：近日情绪激动后再次出现心悸，呃逆改善。纳可，眠一般。守三诊方，加龙骨15 g、煅牡蛎15 g，15剂，续服。

五诊（2023年3月30日）：早搏未再复发。呃逆好转，纳眠可。转方柴温汤，14剂，以调体。

【按语】《注解伤寒论》指出："结代之脉，动而中止能自还者，名曰结；不能自还者，名曰代。由血气虚衰，不能相续也。心中悸动，知真气内虚也，与炙甘草汤，益虚补血气而复脉。"表明结代脉为气血两虚，当作心悸，予以炙甘草汤。本案患者频发早搏，炙甘草汤又为治疗心律失常的经典名方，故服用本汤后，心气渐足，动悸亦安，脉象得复。患者腹胀，给予枳术丸以健脾消胀。《仁术便览》载枳术丸："此药久服，能使人胃气强实，虽过食而不能伤也。"脾胃伤则百病生，故临床中要注重顾护患者脾胃。药后症状基本消失。患者平素体弱，要求继续中药调治，转方柴温汤以调理。

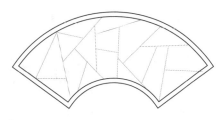

跟诊心得（弟子篇）

医者仁心，止于至善

常言道："善医者，先医其心，而后医其身。"医者治病，不只是简单地祛除病痛，对患者的人文关怀也不容忽视。选择医途，必须用一生的忠诚和热情去对待。"医者仁心，止于至善"，这句话诠释了做医生应当具有仁爱至善之心的真谛。

"医者，仁也"，以此为基，知行合一。吴老师总能和患者保持很好的医患关系，设身处地地为患者着想。吴老师会在不影响临床疗效的前提下，把人参改成党参，用柏子仁代替酸枣仁，用最少的费用解决患者最深的困扰。此外，他也会在评估患者病情后，对于可做可不做的检查一定不让患者做，劝阻患者非必要少住院；在为患者制订最佳治疗方案的同时，也时刻安慰患者，给予患者莫大的信心。

小儿见到医生难免会紧张，吴老师总是会用幽默风趣或商量的话语和小朋友们拉近距离，笑着与其聊天，亲切询问症状，再给予鼓励，看病开方也都进行得很顺利。

老人通常有听力障碍，吴老师每次都充满耐心，主动拉近座椅，提高音量，放慢语速，使老人安心看病。遇到坐轮椅或有行动不便的患者，就诊结束时常嘱咐学生小心护送其出诊室。

每逢冬季，天寒地冻，吴老师贴心备至，给每位患者诊脉前，先捂热双手，避免手凉给患者带来不适的感受。有些患者，尤其是常年寻医问病无果者，看病时焦虑情绪较多，吴老师常常安慰，帮其建立治愈的信心，正可谓"医病、医身、医心"，身心同医，其效倍增。

吴老师不仅在就诊时给予患者人文关怀，而且对未就诊及就诊后的患者也考虑周全。若已挂号患者未按时就诊，吴老师常嘱咐跟诊学生及时联系患者，询问是否来诊或何时来诊。若是当天能到诊，吴老师常常等待，有时甚至超过下班时间仍继续等待。若是当天不能到诊者，吴老师会为其保留挂号信息，凡坐诊时间均可来诊，不让患者错失每次诊疗机会。对于就诊后的患者，专门安排回访团队对其进行电话、微信随访，了解服药后病情变化情况，以便更准确、及时地把握病情，总结疗效。

《大医精诚》言："凡大医治病，必当安神定志，无欲无求，先发大慈恻隐之心，誓愿普救含灵之苦。"在精湛的技术基础上，融入人文关怀，二者合一才是真正有温度的医者。吴老师一直用实际行动默默地践行着"大医精诚，医者仁心"精神，展现并诠释着医生这一职业特殊而神圣的"美"。作为医学生的我们，在吴老师的教导和影响下，学会了医者要始终怀有一颗仁爱之心，懂得助人解忧，不仅要解决患者的病痛，还要站在患者的角度考虑问题。

（陈新愿　费添添）

路漫漫亦是坦途

中医学习讲究传承，跟师学习是传承中医的一条捷径，也是中医学习道路上的强大助力。吴老师在经方与方证相应方面的临床经验无疑是我学习中医漫漫长路上的指路明灯。

跟师伊始，总会慨叹吴老师诊病选方思路清晰快速，回访疗效颇佳，这引起我莫大的好奇。随着跟诊次数越来越多，我发现患者进入诊室后，其体型、脸型、面色、惯用动作、神态皆能为吴老师选方用药提供依据，如麻黄汤患者"李逵般壮实的体型"、桂枝汤患者"林黛玉般消瘦的体型"等皆是选方用药的整体指向标，大方向确定后问诊的每一句皆有的放矢，于是患者话音落，吴老师方即出，整个过程行云流水，如此选方必速且效。

有位高高瘦瘦的年轻小伙子，诉因工作压力大，熬夜较多，近来阵发性心悸，发作时心中跳动难安，休息后可缓解，此前从未出现过这种情况，自己担心心脏出现问题。吴老师察舌脉后，脱口而出——"炙甘草汤"。当我还在思考患者熬夜会耗伤阴血的时候，吴老师已根据《伤寒论》中"伤寒，脉结代，心动悸，炙甘草汤主之"的条文，快速准确定位至炙甘草汤"脉象"与"心悸"。1周后回访，患者讲自己一周的药还没吃完，这几天已未再出现心脏"咚咚咚"乱跳的情况。不仅是患者，连我自己也感叹经方应用的神奇！

再如，一位还在上初中的小女孩，皮肤白皙，双眼皮，妈妈陪着一起过来，因为家里前段时间发生了一些事，之后便出现了心悸、心率快、睡不好觉。小女孩给吴老师详细地描述了自己从第一次心悸发作的时间、地点，再到当时在做什么事，又到自己先前的抑郁症，说自己的病程就像是讲了一个故事一样。患者话音还没落，吴老师已经给出了用方——温胆汤。小女孩走出诊室后，吴老师给我们讲，该患者符合"半夏人"特征，如眼神灵动，双眼皮，说话像讲故事一样。同时也对应《备急千金药方》描述温胆汤"治大病后虚烦不得眠，此胆寒故也，宜服之方"，《三因极一病证方论》亦在此基础上应用此方治疗惊悸，故用温胆汤治疗"半夏人"的"不眠"与"惊悸"当为绝妙。其后随访，患者诉心悸好转，心率明显下降，睡眠也改善不少。

这两个案例虽然简单，却体现了经方及方证辨证的优势所在，不禁感叹"虽不能至，心之所向"。原来这就是经方的魅力！

吴老师常常在临床上强调"有是证，用是方"，针对患者的描述要快速地抓其主证，如使用大柴胡汤的腹诊表现"心下、两胁下抵抗感"，炙甘草汤的"心动悸、脉结代"，酸枣仁汤的"虚劳、虚烦"，柴胡加龙骨牡蛎汤的"胸满、烦惊"，桂枝甘草汤的"其人叉手自冒心"，竹皮大丸的"烦乱、呕逆"，等等，数不胜数。随着对经方了解的不断深入，发现经方的魅力远不止于此，其结构严谨，效优价廉，安全有效，口感往往也令人满意。

中医是经验与方法的传承，之所以跟师学习，就是为了学习老师在漫漫中医路上摸索出来的经验。现在跟随吴老师学习，带着自己的思考与感悟大步向前，路漫漫亦是坦途。

（张梦雯）

遇见经方，豁然开朗

已经读研 1 年了，但我并未真正上过临床，读本科的时候，虽然去医院见习了不少次，也掌握了一些技能，中医基础理论、中医诊断学了，中医内科、方药背了，照书得病的题也都会做，但在临床使用时总是差强人意，实际上又有几人照书得病、病机纯粹呢？

当面对一个真实的患者，面临一堆没有归纳成专业术语的口头症状描述时，我总是手忙脚乱、心中忐忑，"肝郁""脾湿""肾虚"等词在脑海里转了一圈又一圈，好像都有，又好似都无，脏腑辨证常常使我困惑，很难有使自己满意的效果。

有幸加入吴老师师门，巧遇经方，让我有了"柳暗花明又一村"的惊喜。我意识到要把脏腑辨证的那套理论收起来，注重患者的症状，杂病诸症，只要做到方证相应，就定会有"经"无险！考虑到临床的复杂性，可在经方的基础上，进行用药调整。

跟诊前，我提前学习了门诊常用经方，对其进行了大致了解，发现好多都是耳熟能详的方子，当然还有些吴老师自己的经验方。跟诊时，我可以清晰地学习到望、闻、问、切的全过程，问主诉、寻兼症、观舌、诊脉都是有条不紊地进行。根据患者的病情，选好经方，再结合具体症状及吴老师的临证经验，略调整方药和剂量，比如：身痒皮弱——荆芥、防风；烦躁易怒——栀子、淡豆豉；食欲减退——山楂、神曲；湿困纳差——广藿香、佩兰；血压偏高——菊花、玉米须、决明子。

让我印象深刻的是 2023 年 7 月的女性患者宋某，50 岁，吴老师察其舌象后，说这是典型的"茯苓舌"，我们赶紧上前察看，果然跟背的"茯苓舌"特征一致，舌体淡胖、舌面湿润，平时需要费力记还怕记混的舌象，在看过一次后，印象十分深刻。就诊时她一下说出一堆症状，夹杂着一些我听不太懂的方言，也没有什么条理，当我正一头雾水地接收这扑面而来的信息时，吴老师已四诊合参，给她开了"茯苓杏仁甘草汤合五苓散合甘麦大枣汤"，而我根本来不及辨别何症是一类，何症对何方，就匆匆把她的症状和用方都记在了我的笔记本上。

患者走后，吴老师再次给我们讲解了舌象与方药的奥妙，见到"茯苓舌"，说明此人适合用茯苓类方，再参其症状选方用药。巧的是，这位患者走后没多久，又来了位患者冯某，亦是典型的"茯苓舌"——舌淡胖润，我心中窃喜，这不就是妥妥的学以致用、现学现用嘛！方证与临床的匹配度之高使我更想去探索经方的奥秘。

门诊结束后，我细细复盘，发现真的是妙不可言。患者宋某平素会出现心悸、胸闷、气短之症，加之典型的"茯苓舌"，施以茯苓杏仁甘草汤；兼有手肿、汗出、半夜心中悸动、喉痒、咳嗽等症，合以五苓散；又有容易紧张、情绪低落之状，加用甘麦大枣汤。三方合用，方证相应，无一不妙啊！虽然用了3个方子，但一共才9味中药，药简而不失章法，让人叹为观止。

门诊上更多的是复诊患者，有些是药到症减，需要继续服药，还有些是已经药到病除，想要继续调理身体。门诊上不仅有心血管疾病患者，亦有睡眠不好、胃痞纳差、精神异常等患者，上至80多岁的老人，下至6~7岁的孩童，吴老师皆会悉心察看，望闻问切，注重方证相应，言语之间都是经典、经方。

同时，吴老师还注重人文关怀。有一个7岁的小姑娘，见到医生有点紧张，一直抱着她的小玩偶。吴老师看到后，笑着跟她聊天让她别紧张，亲切询问症状，小姑娘慢慢不再抵触交流，看病开方进行得很顺利。还有一位失明的老人，在老伴儿的搀扶下来到门诊，吴老师见状让其小心坐下，主动拉近座椅，提高音量，放慢语速，耐心询问，使老人安心看完病。

跟诊结束后，我感觉脑子里涌入好多东西，打破了我的传统辨证模式，让我仿佛打开了新世界的大门，看到了经方宝库。门诊上点点滴滴的碎片都是宝贵的知识点，这是我在书上完全学不到的。6年来学习的都是脏腑辨证，每来一个患者，我脑海里的方证思维都会跟脏腑辨证"打架"，而我需要做的，就是重新建立一个新的方证体系，体会经方，应用经方。

黄煌教授曾言："古往今来，名医无不研究经典，擅用经方者无不称为临床高手。"经方的掌握虽非易事，但经方易学，经方好用，经方惠民。手拙是因为努力不够，在临床上，不仅要学习遣方用药，还要学习医患沟通技巧，希望能在经方实战中提高悟性，品味经方魅力。

（费添添）

转换思维，由繁到简

研究生入学前，吴老师就反复强调要转换思维，以方证分析替换病因病机辨证分析及单味药作用的具体分析。为什么？因为方证分析简捷有效。临床遵循方证相应，选方用药疗效颇佳。但在这之前，已经学了5年的病因病机辨证分析，跟师数月来仍不能做到思维灵活转换。

跟诊伊始，吴老师总是会问我们："觉得中医难吗？""觉得看病难吗？"我们总是一边点头一边回答："难。"因为面对患者的时候做不到立马出方，一边想着对应什么病、什么证，病因病机是什么，一边又想着方证相应，该对应哪个方；既做不到完全丢掉病因病机辨证，又未能掌握方证辨证。而吴老师总是言简意赅，问上几句哪不舒服，以及吃饭、睡觉、大小便怎么样后，方子即脱口而出，而我还在苦苦思索到底用什么方。

结合跟诊时的学习、思考、总结，加上阅读方证相关的书籍后，我从对方证一无所知到逐渐掌握。"方证相应"当抓主证，对应某方。张仲景提出"观其脉证，知犯何逆，随证治之"，体现了"方证相应"的精髓。黄煌教授也指出"有是证喝口汤，无是证用船装"，同样说明了方证相应的重要性。经方虽药味不多，但临床中若是对证，往往一剂见效，跟师期间亦是常见，不仅患者惊叹疗效显著，同时我们也感叹经方的魅力。

某天，一位年轻女性患者走进诊室，刚坐下就说："大夫，我胸闷、气短，觉得上不来气，胸口闷得慌、堵得慌，已经看了好几个月了，检查都做了，也没检查出来是咋回事，但就是觉得胸闷、气短，长出口气觉得舒服点，还有口苦、心烦，我也喝过中药，有的喝了没啥用，有的就吃着药的时候好些，一停药就又不舒服了，我这咋办啊？我还能好吗？"吴老师笑了笑说："当然能好啊，这好治，就连我的学生也会治。"说罢，吴老师给她开了仅三味药的经方——茯苓杏仁甘草汤。患者一脸不可思议地说："我之前开的中药都是好多味药，这才三味药就能治好了？"吴老师肯定地说："能啊，当然能！"5天后随访，患者惊喜地讲胸闷、气短好转八成，口苦消失了，心情也舒畅不少。患者本人大为震惊，小小三味药竟治好了自己所苦已久之病。

经方中不仅茯苓杏仁甘草汤药味少、疗效佳，还有仅两味药的泽泻汤、芍药甘草汤等，三味药的栝楼薤白半夏汤、橘枳姜汤等，均为《伤寒杂病论》中的方子，熟读经典，把握方证，临床中方证结合并加减应用之，则疗效更佳。

病因病机辨证复杂且不好掌握，方证分析既简捷，疗效又好，因此，在学习中医的路上，首先要转换思维，用方证敲开中医的大门。当然，对于方证的学习，也不是一蹴而就的，仍需多读、多写、多练，常记忆、常思考、常总结，由繁到简，同时加强对条文的熟悉度，并熟练应用于临床中。

（郑佩玥）

跟明师，粹医心

陆九渊《语录》曰："学者须先立志，志既立，却要遇明师。"学期伊始，我便得到珍贵的机会跟诊，让我提前领略经方之妙，以更饱满的热情与信心投入经方学习之旅。尽管跟诊时光匆匆，但我收获颇丰，深刻体会到了经方在临床实践中的卓越疗效。

作为一名刚刚毕业的医学本科生，临床思维仍停留在考试模式，自以为已经学会了书面语式辨证分析，并机械化地掌握了中药、方剂、内科等，便能看病开方。而当自己临证时，脑子里的那些药、方、证，却常常无法串联，不知该何时用、怎么用。有时挖空心思据病处方，得到的效果却常常难以令人满意。

诚如药王孙思邈所言："读方三年，便谓天下无病可治；及治病三年，乃知天下无方可用。"跟诊时发现，经典中常见的方子，或是寻常用药，经吴老师之手，却如同点石成金，有桴鼓相应之妙。

吴老师擅用经方治疗内科杂病，凭借丰富的临床经验，可快速捕捉患者主要病症，引导他们将症状叙之，以简捷、明了、迅速的方式收集病情资料，进而精准地开具处方，患者刚描述完，便已给出方子，整个诊治过程精准高效，简捷利索。

在诊治过程中，常根据患者的神、色、形、态进行初步判断，结合舌、脉确立某一方证，询问其具体症状验之。记得门诊上有位女性患者，诉其凌晨三四点胃疼较甚，食欲减退，胃中发凉，烦躁难耐。吴老师听完安慰道："服药后一切都会慢慢改善的，我们互相配合，让这些症状改善、减轻，把情绪放平和些。"接着问道："平常怕不怕冷？手脚凉不凉？""怕冷得很，一到冬天手脚都是冰凉的。""大便怎么样？""大便有点稀，不太成形，有时候一天要去2~3次。"当我脑海中还在给疾病与证型配对时，吴老师已开出附子理中丸，使我豁然开朗。复诊时，患者自觉整体舒服许多。

吴老师强调，临床治病，既要知其然，亦要知其所以然，以发挥经方真正的效用。抓主证，辨方证，附子理中丸虽只有5味药，但方证相应，疗效显著，药简力专。在诊疗过程中，吴老师还随时与我们讲授他的临床用药经验，如腰痛可选用鸡血藤、老鹳草；降压可选用菊花、决明子、玉米须；咽痛则可用桔梗、白花蛇舌草等。

当然，门诊上也不乏遇到情绪不佳或因疾病倍感忧虑的患者，适时提供合理的人文关怀，增强患者抗病信心，建立良好的医患关系，医患齐心，合力抗病，会达到事半功倍的效果，俗话说"心态与情绪调整好，病便好了一半"正是此意。

在跟诊过程中，为避免手忙脚乱，我的感悟是需要做到"三到"，即眼到、手到、心到。眼到，指问诊时注重捕捉患者的相关症状和体征，观察老师问诊时的顺序、重点与技巧。手到，指抄方时注重行动，临诊时的触诊，患者的病史需翔实记录，老师的言语教诲和点拨尤应着重记录。心到，指施方后注重思考，对患者的病情变化、老师的遣方用药进行反复思考。如患者在复诊时，老师如何根据患者反馈服药后有无不适、症状有无好转等信息进行加减或转方，做好记录，仔细复盘，进一步加深自己对该证、该方的理解，不断进行总结。

常言道："读万卷书，不如行万里路；行万里路，不如阅人无数；阅人无数，不如明师指路。"跟诊是学习中医的最好渠道，很庆幸自己在学习中医的路上踏入了一个正确的道路，而跟对明师，遇见经方，则令我愈发坚定了在中医之路上勇往直前的信念。

（李炫慕）

识经方神效，树传承信心

《礼记》曰："玉不琢，不成器。人不学，不知道。"正如吴老师平时所教导之，经方的学习，只有不断地研习并探索，才能领略其中的奥妙。亦深知，唯有得恩师相助，才能坚定经方学习的正确思路与方向，防止在这条漫漫"取经"路上偏航。

研二伊始，我又带着对经方的热爱，至吴老师门诊再次开启经方学习之路。也正是在此过程中，多次领略经方神效，一步步树立传承信心。

通过跟诊学习，注意到吴老师用经方始终秉着"方证相应"的思想，屡试不爽。此外，令我收获颇丰的一个锦囊妙计是师门的一个传统——病历和随访记录。正是通过对这些病历和随访记录的总结，并结合平时门诊的答疑解惑，才加深了我对"方证相应"的理解与感悟。而且所有的跟诊、随访案例及处方的整理记录，都经过了吴老师的精心审核，对初学经方的我来说，无疑是一笔珍贵的财富，也是我探索经方之路的坚固基石。

翻着写得满满的数十本跟诊记录，里面记载了千百次的诊疗，其中囊括了数批患者从初诊到痊愈，或因病情稳定又通过视频复诊，或因亚健康长期调理的用药记录。在这里，更能体会到识经方、用经方的效果。只要把握好"方证相应"，那经方"一剂知，二剂已"是再正常不过的事了。

当然，对于某些顽固疾患或是久病寻医无果者，一两剂中药治疗是不足以治愈疾病的。但是，通过患者服药后的反馈，吴老师便可掌握用药是否到位、处方是否需要调整等关键信息，并给出这些患者数周至数月时间的大致治疗方案。在此过程中，吴老师也很注重患者情绪的纾解，总能一眼洞察患者的心思、性格，适人、适时地一把将患者从惶惑的深渊中拉出，使其得到心理上的解脱，从而心悦诚服地接受经方的治疗。每每见到患者由忧愁转为心安、由疑惑转为开朗，则是最令人动容的时刻。这大概就是

"医者，医心也"的真谛吧！

跟诊第二天，遇到一位因失眠辗转多地仍寻医无果的中年女性患者，脸色暗黄、缺乏光泽，一脸忧容，体型偏瘦。诉情绪激动时出现胸骨处疼痛，紧张时更是明显，伴胸闷、气短，腹部按压有抵抗感，平时眠差、入睡困难。查心电图并未见明显异常。在吴老师与患者交谈中发现其情绪易紧张，说起自己的症状来滔滔不绝，言语间也透露着焦虑，面目表情亦是忧容不定。因此，方证相应，予八味解郁汤加味，并未做其他多余的检查。

此时，患者带着疑惑焦急地问："大夫，我这还能好吗？喝汤药多久才能见效呀？"吴老师遇见此类情形总能在言谈笑语间开导患者，使其心情纾解，消除患者对病情的担忧。果然随访得知，服药后患者情绪较前明显平稳，胸闷、气短等症状亦好转八九成。再诊时患者精神面貌焕然一新，已无初诊时的忧愁与焦虑。

吴老师告诫我们，如若患者情志问题无法得到缓解，纵是良方妙药，也会造成治疗上的盲点。虽强调方证相应，但不应拘泥于此，需使患者身心均能受到完整的医治，此诚大医之典范也。同时也教导我们，因患者看诊状况不同、体质各异，其最后痊愈和见效的时间也有差异，不能一概而论。

此外，通过这段时间的跟诊，我也领悟到经方显效的另一关键——把握经典之《伤寒杂病论》。正所谓"工欲善其事，必先利其器"，不熟悉经典，是无法对方证及处方了如指掌的。而吴老师对经典的熟知程度让我们感到震撼和佩服，他能在听完患者陈述后，迅速地"抓主证"，开处方，一气呵成，且随访得知疗效甚好。同时，要求我们切勿被复杂、冗长的西医病名及各项检查指标所束缚，若执着于此，则更易迷茫而不知所措。不论是同病异治，或是异病同治，无不是遵循"有是证，用是方"，当患者症状消除了，疾病亦随之痊愈。

（梁腾云）

"以貌取人"——半夏人

吴老师常以体质为基础，加以方证相应，运用于临床。他常以我为例，说我是"半夏人"，即病理状态下适合用半夏或半夏类方。

"半夏人"一个典型的体貌特征在"眼睛"，外观上一般是大眼睛、双眼皮，看起来一副明眸善睐的样子，眼神灵活多动而有神气，往往眼明心亮，或眼神飘忽，或炯炯有神，有时候频繁眨眼，表情丰富。"浓眉大眼""明察秋毫"也多半适合用来形容"半夏人"。

"半夏人"另一个体貌特征是"圆脸"，脸型圆润饱满。也有人呈现鹅蛋脸，脸型的线条比较优美、丰满。两者都属于营养状态比较好、精神相对饱满、精力较为充沛的类型。

"半夏人"的舌苔多白腻，边缘有两条细细的水线，带有一点点泡沫状，称之为"半夏线"。

除了体貌特性外，"半夏人"的体质还与心理素质，以及对外界的适应能力密切相关。"半夏人"无论是触觉、痛温觉，还是视觉、听觉、嗅觉都非常敏感，或表现为感觉异常。感觉异常可表现为听、视、味、嗅、触觉及心理的异常，如麻木感、冷感、热感、堵塞感、重压感、痛感、痒感、悸动感、失去平衡感、恐怖感、音响感等。此外，由感觉异常而导致的异常反射和行为，如恶心呕吐、食欲异常、性欲异常、语言异常、睡眠异常、情感异常等，都可视为感觉异常。

"半夏人"的心理较敏感。多思多虑、多愁善感、多情多心是"半夏人"的性格特点。比如会落叶悲秋、落花心伤，但若碰到感兴趣的事情就会立刻兴奋开心起来。在悲伤与欣喜之间的转换较为迅速且彻底，就像夏日的天空，说雨就雨，说晴就晴。病理状况下可见心理调适能力差，心理脆弱，或自卑，或自负，或抑郁或狂躁，或自闭或豪放，自控力差，甚至有自杀倾向。

"半夏人"思维发散，联想丰富，擅长形象思维。这种发散思维状态，导致其想象力异常丰富。依靠这种发散思维，半夏人能够把各种信息联系起来并综合分析，从而具备创新能力。

综上，"半夏人"主要有以下特征。①外貌特征：营养状况较好，肤色滋润或油腻，或黄暗，丰满者居多，目睛大而有光，眼神飘忽。②心理特征：易于精神紧张，好疑多虑，易惊恐。③舌象：正常或舌苔偏厚，或干腻，或黏腻。④脉象：正常或滑利。⑤异常表现的倾向性：易出现怪异的自觉症状，还易出现恶心呕吐、咽喉异物感、咳喘多痰、心悸、眩晕、失眠多梦、肢体异常感觉等。

治疗上，这类患者适合给予半夏类方，常用的方剂有半夏加茯苓汤、二陈汤、温胆汤、半夏厚朴汤等。

医生在面对一个主诉症状繁多的"半夏人"时，往往会有不知从何处下手的迷惑，而且极易受患者主诉的影响而陷入"头痛医头、脚痛医脚"的怪圈中。但若了解"半夏人"的特征，便可以不被"主诉繁多"所迷惑，真正做到对"证"下药，简捷明了，一锤定音。

（曹盼夏）

患者之言，方证之现

自古以来，医者仁心，以患者之言为纲，以方证之现为目，致力于解除疾病之痛苦。在中华五千年的医学长河中，医者们重患者之言，察方证之现，以此为据，施以治疗，终会为患者带来健康的希望。

门诊跟师学习已一年多，其中最大的感触就是吴老师在面对患者繁杂的症状时，思路清晰，能够在极短的时间内敏锐捕捉疾病的蛛丝马迹，从而给出针对性的处方。而我面对如此情形却总是迷茫于问诊从何开启，该抓的主证在哪里。即便问出一大堆症状，却也不能开出一张让自己信服的方。

患者之言，乃医者诊病之首要。正如吴老师平时之教导，问诊要具备主动思维，才能鉴别选方。而患者之言，或详或略，或清晰或模糊，都蕴含着疾病的线索。医者需细心倾听，耐心询问，并在患者之言中寻找核心方证。方证之现，是医者处方的关键环节。医者结合望、闻、问、切以全面了解病情，为治疗提供有力支持。

在临床实践中，患者之言与方证之现相辅相成，共同构成了医者诊断疾病的基石。然而，在实际临床中，患者之言与方证之现并非总是完全一致。有时患者之言可能受到心理、情感等因素的影响，导致表述不清或病情夸大；有时方证之现可能因患者体质、年龄等差异而呈现出不同的特点。这就要求医者在诊断疾病时将两者结合，既要重视患者之言，又要充分考虑方证之现，做到全面、客观地分析病情。

《伤寒杂病论》中记载的方证生动形象且丰富实用。吴老师诊病时也总能将书中的情景再现，我也越来越体会到经典方证条文中的字字珠玑。

门诊曾有一位患者李某，以炙甘草汤原方调理，复诊时另诉平时心中"空落落的""落空感""心在悬着"，于是吴老师加用枳壳 10 g，我心中不免有疑问，此时吴老师提醒道："这里的枳壳是取'桂枝生姜枳实汤'之意。"我不由得想起条文："心中痞，诸逆，心悬痛，桂枝生姜枳实汤主之。"这才恍然大悟，患者所描述的"空落落""落空感"，对应的正是"心悬痛"。原来答案就在条文里！这也正是吴老师常说的："方证就在患者的言语里，我们要认真去听患者说了什么，怎么说的。"

吴老师不仅看诊迅速，疗效更是立竿见影。曾接诊一位新型冠状病毒感染转阴后出现胸闷、心悸的患者，服用"稳心颗粒"没有什么效果，反而揉一揉胸口会缓解，睡觉时趴着比平躺会更舒服，吴老师给开了桂枝甘草汤，仅2味药。复诊时患者喜悦之情溢于言表，诉其服药后第3天胸闷、心悸基本消失，之前在别处也吃过中药，但均没有本次显效迅速。吴老师看我们一片茫然，提醒道："按揉后好转，趴着睡胸口更舒服一些。这是不是就像一幅患者'双手捂住胸口'的画面？"简单一句话令人茅塞顿开，这不正是《伤寒论》第64条中"其人叉手自冒心"的再现吗？有此铁证，何愁不效？

面对患者，保持敏锐的观察力很重要，同时具备坚实的方证知识更为重要。只有这样，开什么方、用什么药才会心中有数。外行看热闹，内行看门道，如果没有方证的基础，还谈什么学和用呢？熟练掌握之后才能将其融会贯通。

在组织大家一起复盘病例时，吴老师常说："要把一个患者当多个患者看。"学会举一反三。当遇到一个头晕的患者，吴老师会根据患者之言及方证之现，为我们讲授如何鉴别治疗头晕的经方。下次再遇到头晕的患者，便可从容选方。也是在每一次的跟诊中越来越体会到吴老师"授之以鱼，更授之以渔"的良苦用心，吴老师以广博的知识和仁爱的医德为我们立下标准，让弟子只能努力追赶而不敢有所懈怠。

总之，患者之言与方证之现是医者诊断疾病不可或缺的两个方面。同时，医者还需不断提高自己的医术水平，拓展中医经典知识储备库，为患者带来更大益处。

（舒　艳）

蓦然回首，方证为路

中医临床学习注重理论和实践相结合，如何把自己所学的理论知识应用到临床上，是每一名医学生必须掌握的，但进入临床后就会发现理论与临床是脱节的。

心内科门诊患者常有的症状是心悸、失眠多梦、头晕等。比如，门诊上曾遇到一位患者，自诉头蒙 20 余天，腿酸痛，易出汗，舌红少苔。根据以往所学的理论知识开方，循例去眩晕章节里找，发现此患者有阴虚和气虚的症状，并不完全符合书上的症状描述，一时不知道怎样用方。然而，吴老师问诊后给予患者泽泻汤合肾气丸，我不知该怎样去理解，吴老师提示《金匮要略》。

《金匮要略》曰："心下有支饮，其人苦冒眩，泽泻汤主之。"原文简单明了，直指头蒙。同时患者年纪大，有腿酸痛、下肢不足之症，合肾气丸滋阴补肾。肾气丸原文为："虚劳腰痛，少腹拘急，小便不利者，八味肾气丸主之。"肾气丸对于肾阴亏虚造成的腰膝腿酸痛疗效十分明显。二者合用，行气化水，滋补肾阴。从这里我便知道，治疗方法多种多样，六经、八纲皆可，不拘泥于一法方为上医之道。

《伤寒杂病论》构建了病下系证、证下系方、方随证出、方证相应、理法方药一体的中医方证辨证体系。对此吴老师十分推崇，认为"方证相应"理论是从临床实践角度出发，重点阐述方药与主治证型之间的关系，因此，问诊开方系于此，使我茅塞顿开。

中医有四诊——望、闻、问、切。"望"是临床中特别典型的一种医技手段，尤其是舌诊，即"望舌"。中医诊断书上讲舌红、舌淡、舌紫、舌绛，以及苔白、苔黑、苔滑、苔腻等分别对应不同证型。书上介绍的内容十分直接，何种舌形，何种舌色，代表何种病症。然而，一旦到临床患者身上就会发现存在极大的不同。单舌色这一条，深红、浅红有时就难以辨清，但是结合苔色、苔质，主证便会"脱颖而出"。

舌诊是临床诊断的重要手段。在心内科门诊上，常见的舌色有淡、暗、红，舌形多胖大、有齿痕，舌苔有黄腻、白腻、水滑，舌下络脉多瘀阻等，结合患者心悸、胸痹等症状，可判断相应证型，或痰瘀交阻，或水饮，或阳虚。根据《伤寒论》《金匮要略》条文，再结合辨舌，更加简单直接，没有之前单用脏腑辨证的杂乱思绪、难寻重点了。

再如脉诊。教材上对脉诊的描述相对来讲是抽象的，比如滑脉"如盘走珠"，涩脉"如轻刀刮竹"，课堂上难以实际体会到，但临床上可以学到这些。

在门诊遇到内有水饮的患者，其脉象表现为弦脉，书上谓之"端直以长，如按琴弦"，即弦脉好似绷紧的琴弦，但是弦脉带给我的实际感受却好像小珠子一样，滑利地一股一股走过去，因为没有与滑脉患者的脉象进行比对，我还暂时没有很清晰的感受。在中医诊断学课本上弦脉多见于肝胆病、疼痛、痰饮、胃气衰败等，并未涉及水饮，但我回去翻阅《金匮要略》看到："脉偏弦者，饮也。"

还有炙甘草汤的代表性弱脉，患者体虚，表现明显的脉管中空；麦门冬汤的溢脉……均代表不同的含义，耐人寻味。方证相应＋舌象＋脉象，好像治病救人突然有了清晰的脉络，豁然开朗。

因此，中医的四诊绝对不是简单地机器一照、血液一查就可以取代的，必须把学过的知识与当下的病症结合起来，并与患者即时地进行交流才能获得。同时，中医学被准确表达、记载于书本上的"知识"只是一小部分，更多的知识来源于临床。

俗语说："真传一句话，假传万卷书。"吴老师常常用几个字来概括某个病的核心病机、某个方的核心方证。通过跟师学习，才能理解何谓大道至简，破开种种繁杂，才是硬道理。

（任　静）

纸上终浅，当要躬行

中医跟师，既是一种传承方式，也是一种学习中医的有效途径。学生只学习书本知识是远远不够的，只有把理论和实践相结合才能更好地用我所学惠及病患。

有幸跟随吴老师学习中医，第一次在门诊学习时，患者有序地进来，只见吴老师从容淡定，精准地把握患者病症，整体思考后给予适合方药。其中一位女性患者令我印象深刻，一进诊室，她就颇为激动地感谢吴老师治好了困扰她许久的失眠。为了能好好睡个觉，她辗转多家医院，求助多位医生，治疗效果一直不显著，脾气也愈发烦躁，整个人都处于崩溃边缘，如今睡眠大为改善，整个人也显得神采奕奕。我在惊叹吴老师精湛医术的同时也在思考：为何这位患者适合这个方药而不是其他方药？在此经方的基础上为何还要加味？药物的加减是基于整体思考还是患者某些单独的症状呢？

我保持这种思考的心态继续学习，发现跟诊的过程中能学到很多在课堂上学不到的知识，比如跟师抄方学习，其真谛本不在于"方"，而在于如何"选方""用方"。中医讲究辨证论治，辨证是论治的前提，"方从法出，法随证立"，讲的就是这个道理。如果目不识证，即便胸中藏有千家名方，却也是毫无用武之地。同时，"抄方"的目的还在于"识方""懂方"，通过抄方进而明确方剂的功用主治。古人讲"用药如用兵"，其实用方似"布阵"，只有明了阵式的架构，才可准确出击，收获效验。因此，跟师时，不应一味低头"抄方"，而应常常抬头"看方"，看如何辨证选方，看如何据证调方，看如何活用成方。

通过与吴老师的交谈，了解到正确学习经典的方法，在自己浅显的了解上有了更深层次的理解，同时也纠正了自己理解偏差的方面。经典的学习不容忽视，要重视《伤寒论》和《金匮要略》条文的背诵，通过对患者的观察，可以发现某些患者的症状正好对应某个条文，正如患者胸闷、气短、心烦急躁、小便不利、自觉身体沉重，正好对应《伤寒论》第107条柴胡加龙骨牡蛎汤证。吴老师曾多次让我们体会水饮脉的特点，感受不同患者同是水饮脉的不同之处，并结合患者舌象和脉诊的不同，运用柴胡加龙骨牡蛎汤或茯苓泽泻汤等方药加减治疗。中医看病不只是简单地问一下症状，更需要四诊合参。培养正确的中医思维，运用中医整体思维全面地把握病症，如此患者才能得到满意的疗效。

　　医学注重的是理论和实践。经过了5年的中医理论学习，我们虽掌握了一些理论知识，但是医学是一门实践科学，跟师是学习与实践中医的绝佳途径，我们必须积极地投入跟师学习中，进一步强化自己的理论水平，同时也可以提高自己的动手能力，为将来成为一名合格的医生打下坚实的基础。

（闫静利）